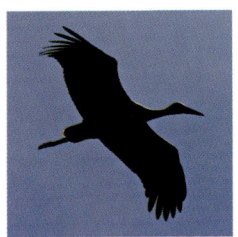

Adebar Verlag

1. Auflage 2009
© Verlag Adebar
Kurt Schley
Zähringer Straße 17
77652 Offenburg
www.adebar-verlag.de
info@adebar-verlag.de

Layout & Fotografie:
© Hubert Braxmaier, BRAXART

Druck:
Anrop Ltd., Jerusalem

Auflage
4.000

Dieses Buch ist in der vorliegenden Form in Text und Bild urheberrechtlich geschützt. Jede Verwertung ist ohne Zustimmung des Verlags Adebar, Kurt Schley, unzulässig und strafbar. Dies gilt insbesondere für Nachdrucke, Vervielfältigungen, Übersetzungen, Mikroverfilmungen und die Einspeicherung und Verarbeitung in elektronischen Systemen.

Kurt Schley & Silvia Gerster

Experientielle Reittherapie
Ein erlebensorientiertes Lehr- und Arbeitsbuch

mit einem Vorwort von
Prof. Hejo Feuerstein

Vorwort | Prof. Hejo Feuerstein		9
Einführung der Autoren		15
Einleitung | Beziehung zwischen Mensch und Natur		19

I Einsatz von Tieren in der Therapie

1.	Tiergestützte Therapien	25
1.1	Die Wirkungen Tiergestützter Therapien	26
1.2	Wirkungen im therapeutischen Einsatz	28
2.	Therapeutisches Reiten	29
2.1.	Das Pferd in der Psychotherapie	29
2.2.	Das Therapeutische Reiten	34

II Wurzeln der Experientiellen Reittherapie

1.	Psychologische Grundlagen	39
1.1	Maslow´s Bedürfnispyramide	40
1.2	Der Klientenzentrierte Ansatz von Rogers	41
1.3	Der Experientielle Ansatz nach Gendlin und das Focusing	47
1.3.1	Der Experientielle Ansatz nach Gendlin	47
1.3.2	Konzept des Focusing	49

III Die Experientielle Reittherapie in der Praxis

1.	Entwicklung der Experientiellen Reittherapie	53
2.	Focusing praktisch anwenden	61
2.1	Ein Einstieg ins Focusing	61
2.2	Einstieg für alle Übungen: Freiraum schaffen	63
2.3	Übungen zum Entstehen eines Felt Sense	64
2.3.1	Probleme beim Finden eines Felt Sense und ihre „Hilfestellungen"	67
2.4	Die sechs Focusing-Schritte	69
2.5	Umgang mit destruktiver Selbstkritik: Der „Innere Kritiker"	71

IV Die praktische Umsetzung von experientiellen reittherapeutischen Interventionen

1.	Diagnostik anhand des Vier-Quadranten-Modells	75
1.1	Klient mit bereits festgestellter Diagnose	75
1.2	Klient ohne diagnostizierte Verhaltensauffälligkeit	81
2.	Therapeutische Zielorientierung	83
3.	Therapeutische Handlungsorientierung	85
4.	Übungen	92
4.1	Die Basisübungen	92
4.1.1.	Ball halten	92
4.1.2.	Hände auf Oberschenkel	93
4.1.3.	Hände auf Brustraum	94
4.1.4.	Drehübung	94
4.2.	Fortgeschrittene Basisübungen	95
4.2.1.	„Engergieball"	95
4.2.2.	Lockerungsübung für den Nackenbereich	96
4.3.	Spezielle Übungen zur Wahrnehmung der Atmung	97
4.3.1.	Flügelschlag	97
4.3.2.	Handschale	98
4.4.	Achtsamkeitsübungen	100
4.4.1.	Der Einsatz von Achtsamkeitsübungen in der Psychotherapie	100
4.4.2.	Erste Schritte einer Achtsamkeitsübung	102
4.4.3.	Der Bodyscan	103
4.4.4.	Achtsamkeitsübungen mit und auf dem Pferd	104
4.5.	Übungen entsprechend der einzelnen Quadranten	106
4.5.1.	Übungen für den körperlichen Quadranten	107
4.5.2.	Übungen für den sozialen Quadranten	108
4.5.3.	Übungen für den psychisch-emotionalen Quadranten	112
4.5.4.	Übungen für den identitäts-/sinnstiftenden Quadranten	115
5.	Beispiel für einen Therapieverlauf: Der 7-jährige Justin mit einer Kombinierten Störung des Sozialverhaltens und der Emotionen	116
5.1.	Vorstellungsanlass	116
5.2.	Erstellung des Diagnosebogens	118
5.3.	Erstellung der therapeutischen Zielorientierung anhand des Diagnosebogens	120

5.4.	Begründung der Auswahl des Therapiepferdes und des Materials, das für die Stunden benötigt wird	121
5.5.	Erstellung der Handlungsbögen und Überlegungen für die folgenden Therapiestunden	122
5.6.	Reflexion des Verlaufs und Beurteilung erreichter Ziele	142
6.	Beispiel für einen Therapiefall mit Anregungen für einen reittherapeutischen Verlauf: Eine 18-jährige Klientin mit Depressionen	144
6.1.	Vorstellungsanlass	144
6.2.	Erstellung des Diagnosebogens	146
6.3.	Erstellung der therapeutischen Zielorientierung anhand des Diagnosebogens	148
6.4.	Begründung der Auswahl des Therapiepferdes	149
6.5.	Erstellung des Handlungsbogens und Überlegungen für die folgenden Therapiestunden	150
6.5.1	Vorschläge und Anregungen zur Gestaltung von Therapiestunden entsprechend der einzelnen Erlebensbereiche (Vier-Quadranten)	152

V Rahmenbedingungen der Experientiellen Reittherapie

1.	Finanzielle Aspekte	161
2.	Ausbildungsmöglichkeiten	162
2.1	Ein Erfahrungsbericht über die Ausbildung beim *IFERT*	164

VI Literatur   167

	Tipps zum Weiterlesen	172

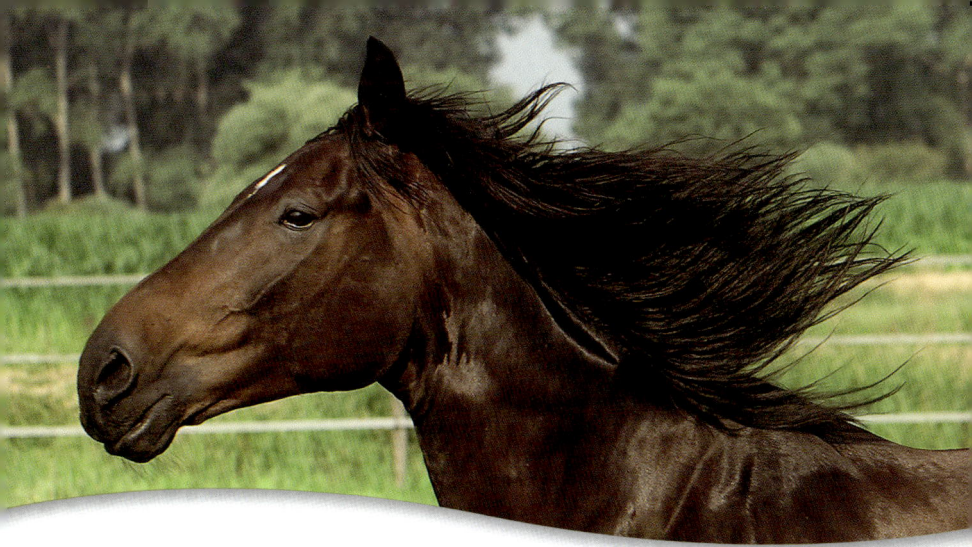

Vorwort | Reittherapie – ein Experientieller, Erlebensorientierter, Focusing-orientierter Ansatz?
von Heinz-Joachim Feuerstein*

Mit diesem Band stellen die Autoren Kurt Schley und Silvia Gerster einen Therapie-Ansatz vor, der sich im Titel als „experientiell" und „erlebensorientiert" ausweist – Begriffe, die im deutschen Sprachraum außerhalb spezialisierter Fachkreise wenig geläufig sind. Um eine erste Einordnung zu ermöglichen, seien hier schon einige grundlegende Prinzipien und Entwicklungen dieses Ansatzes zusammengefasst.

Der Begriff „Experientiell" im Sinne der AutorInnen geht zurück auf die Arbeiten von Eugene T. Gendlin, der als Mitarbeiter und Forschungsdirektor bei Carl Rogers in der Mitte des zwanzigsten Jahrhunderts wesentliche Beiträge zur Entwicklung des Klientzentrierten Ansatzes geleistet hat – unter anderem auch das Konzept des Experiencing, des unmittelbaren Erlebens, als Bezugspunkt für Persönlichkeitswandel und therapeutische Aktivitäten. Heute noch werden die

---

* Heinz-Joachim Feuerstein leitet seit 1987 zusammen mit Dieter Müller das Focusing Zentrum Karlsruhe, bildet dort-auch in seiner Funktion als ausbildungsbeauftragter Certifying Coordinator an Gene Gendlins Focusing Institute in New York-Focusing-BegleiterInnen und -Trainer aus. Seit der Gründung 1997 ist er Vorsitzender der DFG – Deutschen Focusing Gesellschaft, dem auch das IFERT – Institut für Focusing und Experientielle Reittherapie angehört. Als anerkannter Ausbilder für Klientzentrierte Beratung, Supervision und Psychotherapie ist er in der GwG-Gesellschaft für wissenschaftliche Gesprächstherapie tätig Er hat eine Professur für Angewandte Psychologie an der Hochschule für öffentliche Verwaltung in Kehl am Rhein inne.   e-mail: h.feuerstein@focusing.de

Einschätzungsskalen zum „Experiencing-Level" bei KlientInnen in der Klientzentrierten Therapie verwendet, um ein wesentliches Prozess-Merkmal in einer laufenden Therapie zu erfassen. Mit dem englischen Begriff Experiencing, Experiential als zugehöriges Adjektiv, übernahm Gendlin, von Hause aus Philosoph, den deutschen Begriff „Erleben" des Phänomenologen Wilhelm Dilthey. Experientiell als deutsches Fremdwort lässt sich also näherungsweise als „Erlebens-orientiert" zurück übersetzen (nicht Erfahrungsorientiert oder Erlebnis-aktivierend, wie dies manchmal geschieht).

Wesentlich verbunden mit diesem Konzept des unmittelbaren Erlebens ist die Annahme, dass KlientInnen, um von therapeutischen Angeboten profitieren zu können, während der Therapie Bezug nehmen können auf ihr eigenes unmittelbares Erleben – Gendlin nannte diesen Kernprozess der Veränderung „Focusing", das innere Fokussieren auf die körperlich spürbare, erlebte Bedeutung (Felt Meaning/Felt Sense) einer Person. Diese Unterscheidung in konventionelle Bedeutung von Begriffen und erlebter Bedeutung ist zentral für den Experientiellen Ansatz. Nehmen wir als Beispiel den Begriff Mutter: Die Bedeutung des Wortes, die in einem Lexikon stehen könnte, würde etwa lauten „Frau mit mindestens einem Kind". Fragen wir aber: „Was bedeutet Mutter für dich persönlich?" werden wir, eine entsprechende Körperaufmerksamkeit vorausgesetzt, manches spüren zu „Mutter", was kaum in Worte zu fassen ist – eine „verwickelte" Bedeutung, die nur von mir (in diesem Moment) erlebt wird. Die Explikation dieser impliziten, noch nicht ausdrückbaren persönlichen Bedeutungen stellt im Experientiellen Ansatz einen zentralen Bezugspunkt der Gestaltung der therapeutischen Beziehung dar – als „Experientieller Imperativ" etwa so: Verhalte dich als TherapeutIn so, dass die KlientIn darin unterstützt wird, in der Beziehung mit dir ihre Aufmerksamkeit auf ihr eigenes unmittelbares Erleben, ihre körperlich spürbare Bedeutung (felt sense) als Bezugspunkt richten kann. Praktisch bedeutet dies z. B., dass die TherapeutIn Zeit lässt, Pausen in der Sitzung unterstützt (in salopper Formulierung: Therapie findet in den Pausen statt). Kann die KlientIn schrittweise passender das ausdrücken, was sie bisher nur spüren konnte, erlebt sie schließlich eine spürbare Veränderung, der mit einer Erleichterung einhergeht (felt shift). Das Erleben einer „Problem-Lösung" erhält hier auch eine körperliche Dimension – eine Lösung gilt nur dann als vollständig, wenn sie auch als körperliche Gelöstheit erlebbar wird.

Der Experientielle Ansatz Gendlins teilt nach wie vor viele Merkmale der Humanistischen und Klientzentrierten Therapieformen: Das Menschenbild, dass Menschen „grundsätzlich gut" sind, destruktive Verhaltensweisen aus einem „Nicht-Bei-Sich-Sein" resultieren; die Rolle der Therapie als Hilfe zur Selbsthilfe durch Selbstklärung; die angeborene Tendenz zu persönlichem Wachstum, die in der Therapie geschützt Raum erhält; die Fähigkeit zu umfassender persönlicher, organismischer Bewertung als grundlegende Orientierung im Leben, gekoppelt an das Bedürfnis nach guten zwischenmenschlichen Beziehungen und einem Gefühl für „richtig/falsch" (bei Gendlin „blue print") – und schließlich die zentrale Rolle der genau zuhörenden, verstehenwollenden, nichtdeutenden empathischen Therapeutenhaltung für die Gestaltung der therapeutischen Beziehung.

Das Spezifische dieses Experientiellen Ansatzes, in dem er sich auch von klassischen Klientzentrierten Positionen unterscheidet, ist die Annahme, dass manche KlientInnen aktiv unterstützt werden müssen, um in der laufenden Therapie auf ihr körperliches Erleben Bezug nehmen zu können – nicht durch inhaltliche Vorgaben oder Deutungen, sondern durch „Prozess" – Angebote wie: „Wie fühlt sich das an, wenn Sie jetzt daran denken?" oder (KlientIn spricht länger über ein aktuelles Problem) „Wie fühlt sich das an (im Brust-/Bauchraum), was Sie an all dem so bewegt?" (Pause).

Eine wichtige Erweiterung zum Klientzentrierten Ansatz stellt der Experientielle Methodengebrauch dar: Gendlin begründet damit auch konzeptionell die Einbeziehung von Methoden und Konzepten aus anderen Therapie-Ansätzen in die Experientielle Therapie: auf der Basis des Focusing- orientierten Vorgehens können Konzepte und Methoden „von außen" angeboten werden – solange für die KlientIn Zeit und Beziehungsraum erlebbar ist, um zu überprüfen, ob das Angebot wirklich etwas verändert, spürbar bewegt in ihr. Ein erstes Beispiel für diesen Erlebensbezogenen Methodengebrauch – „Focusing als Methode zum Erlebensbezogenen Gebrauch von Methoden" – findet sich in Gendlins Werk über Traumdeutung, in dem Konzepte der Traumarbeit aus den wichtigsten Therapieansätzen einbezogen werden. Im vorliegenden Band über Erlebensbezogene Reittherapie findet sich ebenfalls eine große Zahl von Übungen aus anderen therapeutischen Werken – auch hier die zentrale Annahme, dass es auf die Art und Weise ankommt, wie Angebote gemacht werden – für die therapeutische Wirksamkeit erscheint zentral, dass es in einer Erlebensorientierten Weise geschieht. Kurt Schley schildert in einem Kapitel dieses Bandes seine Entwicklung der Konzeption der Experientiellen Reittherapie – wiederum ein Beispiel für einen relativ neuen Bereich der Experientiellen Philosophie, der Erlebensbezogenen Theoriekonstruktion. Gendlin hat dazu in den neunziger Jahren die Methodik des TAE – Thinking at the Edge entwickelt: In 14 Schritten von einer diffusen, fühlbaren Idee bis zu einer ausgefalteten, logisch abgestimmten Konzeption. Ein TAE-Schritt nutzt die Methode des Kreuzens vorhandener Konzepte (Crossing), um neue Facetten einer Konzeption zu entfalten. Am Beispiel der Experientiellen Reittherapie lässt sich dieser Schritt gut veranschaulichen: Hier werden die bekannten Konzepte auf dem Hintergrund eigener Erfahrung miteinander in neue Beziehungen gesetzt: (Klient) X (Focusing) X (Pferd) X (Therapie) X (Diagnostik)… und bringen so eine neue Konzeption zu Tage, in denen die alten Konzepte in neuer Bedeutung erscheinen.

Nicht verschwiegen werden sollte, dass Gendlin in den letzten Jahren die Terminologie verändert hat: In den früheren Schriften betonte er die Unterscheidung von „Experientiell" und Focusing. Das Konzept „Erlebensbezogen" sollte den methodischen Ansatz in Therapie und einer Philosophie des Impliziten kennzeichnen; Focusing dagegen den inneren Prozess, der bei allen schöpferischen, Sinn schaffenden menschlichen Hervorbringungen beteiligt ist. Mittlerweile gab es hier eine Wende:

Die Tatsache, dass auch andere Ansätze, z.B. Les Greenberg, Hart & Tomlinson, den Begriff „Experientiell" in abweichender Bedeutung verwenden, sowie die Erkenntnis, dass der Begriff Focusing in der breiteren Öffentlichkeit für Gendlins Ansatz steht, führte dazu, dass Gendlin sein therapeutisches Hauptwerk Ende der neunziger Jahre „Focusingorientierte Therapie – ein Handbuch der erlebensbezogenen Methode" benannte – ein Schritt, der nicht ungeteilt begrüßt wurde. Die AutorInnen dieses Werkes über Experientielle Reittherapie fühlen sich der ursprünglichen Terminologie verbunden, titeln nicht „Focusing-orientierte Reittherapie" – was meine Sympathie hat.

Der vorliegende Band enthält, schön gestaltet, eine Fülle von Anregungen für die therapeutische Arbeit. Das ist gut so – zum Leitbild einer Experientiellen TherapeutIn gehört es, möglichst viele Methoden, Übungen zu kennen, sich für deren Wirkung zu interessieren, sie weiter zu entwickeln auf der Basis von Forschungsergebnissen und eigener Erfahrungen. Gleichzeitig, und das könnte man als „Experientiellen Spagat" bezeichnen, sollen Übungen und Methoden nicht zwischen TherapeutIn und KlientIn stehen – in der therapeutischen Begegnung ist die Fähigkeit der TherapeutIn zentral, präsent und erreichbar zu sein als Person, in Beziehung und Kontakt zu gehen, Technik und Methodik zunächst beiseite zu stellen. Das ist keine leichte Aufgabe und zu gerne würden wir uns als TherapeutIn manchmal hinter Methodenfeuerwerk verschanzen, wenn wir uns unwohl oder unsicher fühlen in der Beziehung mit unserer KlientIn. Auch hier kann Focusing der TherapeutIn helfen, das eigene Unwohlsein, Unsicherheit oder „unpassende" Gefühle von Langeweile, Ärger…. genauer wahr zu nehmen (TiefenpsychologInnen würden hier wohl von Gegenübertragung sprechen) und einen bewussten Umgang damit zu kennen, z. B. in regelmäßiger Erlebenszentrierter Supervision oder Kollegialen Focusing-Sitzungen zur therapeutischen Beziehung. Übungen und Methoden sollen in der Experientiellen Arbeit in der Beziehung, nicht statt Beziehung angeboten werden.

Schließlich noch die große, banale Regel: Therapeutische Ansätze, Methoden und Übungen sind kein Selbstzweck, sondern dienen dazu, der KlientIn zu helfen – die eleganteste Intervention kann ins Leere gehen, wenn sie nicht in den augenblicklichen Beziehungsprozess passt.

LeserInnen mit unterschiedlichen Interessen – AusbildungsteilnehmerInnen, TherapeutInnen, KlientInnen, werden jedenfalls viele Anregungen diesem lebendigen und anschaulichen Buch über Erlebensbezogene Reittherapie entnehmen können.

Gengenbach, 4. September 2009

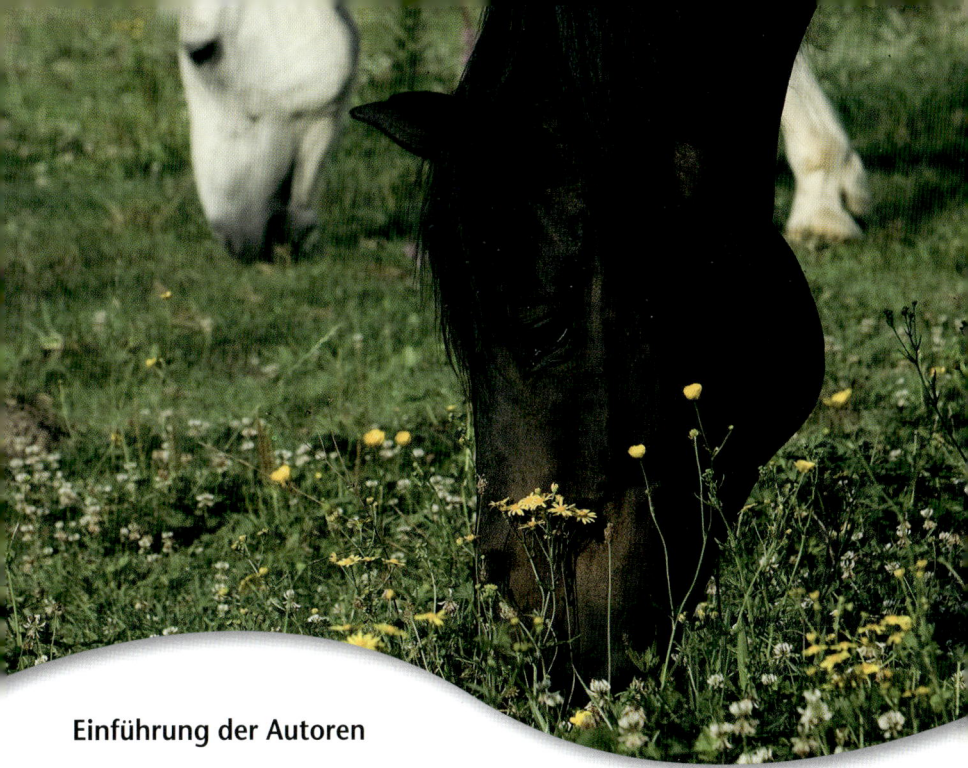

Einführung der Autoren

Mit diesem Buch möchten wir die jahrelang praktizierte Methode der Experientiellen Reittherapie theoretisch und praktisch vorstellen. Dabei ist es uns wichtig, dass die Experientielle Reittherapie nicht als starre Methode, sondern als ein fortlaufender Prozess verstanden wird, der sich stets am aktuellen Erleben orientiert – eben erlebensorientiert (experientiell) ist. Durch den Kontakt zum Pferd wird in der Experientiellen Reittherapie dem Aufmerksamkeit geschenkt, was für den Menschen im gegenwärtigen Moment spürbar, erlebbar und wahrnehmbar ist.

Dieses Buch möchte Anregungen und Anstöße für das eigene therapeutische Handeln geben, das stets Bezug nimmt auf das Erleben von Klient, Therapeut und Pferd.

In diesem Sinne lässt sich für diese reittherapeutische Form kein klares Manual erstellen – auch wenn dies für manche Anwender vordergründig einfacher erscheint. Manuale können zwar durchaus hilfreich sein, um eine Methode zu erlernen, aber sie können nie das Zentrale in einem (reit-) therapeutischen Prozess vermitteln: Die Bedeutung der Begegnung von Mensch zu Mensch sowie Mensch und Tier und die unmittelbare Bezugsnahme auf das (auch körperliche) Erleben. Deshalb möchten wir durch die Verknüpfung von Theorie und Praxis die LeserInnen dazu anzuregen, selbst den Weg der für sie und ihre KlientInnen „passenden" Herangehensweise zu finden.

Dass dabei das Pferd eine wertvolle Unterstützung ist, das Erlebensprozesse intensivieren kann, konnten wir in unseren bisherigen Begegnungen mit diesem besonderen Tier an uns selbst erfahren. Wenn wir im Kontakt mit dem Pferd in uns hineinspüren, dann kann das Pferd für uns wirklich zu einem Spiegel werden, in dem wir unser körperliches, soziales, psychisch-emotionales und identitätsstiftendes Erleben ganzheitlich wahrnehmen können. Mit Hilfe des Pferdes können wir uns selbst stärker gewahr werden, unsere Mitte (wieder-) finden und so zufrieden und gelassen leben.

Es würde uns freuen, wenn wir die LeserInnen dazu ermutigen können, auf eine Reise zu gehen zu sich selbst und den Kräften, die in uns liegen – um ausgehend davon, andere auf ihrem Weg therapeutisch zu begleiten und in ihrem Heilungsprozess zu unterstützen.

Und wir wünschen allen Experientiellen ReittherapeutInnen den Mut, immer wieder ihrem eigenen inneren Erleben zu trauen, um ihren KlientInnen – Kindern und Erwachsenen – gemeinsam mit dem Pferd so eine wertvolle Unterstützung zu sein!

Wir freuen uns auf Ihre Erfahrungen…

Die Autoren

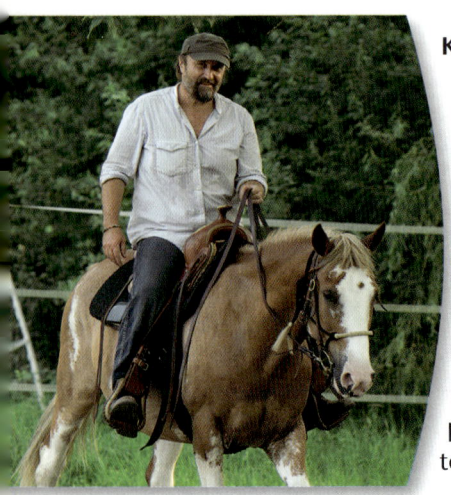

Kurt Schley, geb. 1953

Kinder- und Jugendlichenpsychotherapeut, DFG Ausbilder für Focusing, Gesprächsführung Supervision, Reittherapie, Verhaltenstherapie. Begründete 1996 im Rahmen seiner wissenschaftlich/therapeutischen Arbeit mit Focusing und Gesprächstherapie sowie Verhaltenstherapie das Konzept der Experientiellen Reittherapie und bildet seither Reittherapeuten am Institut für Experientielles Reiten und Therapie (*IFERT*) aus. Er ist seit

1992 als Psychotherapeut tätig und arbeitet seit 2001 kassenärztlich zugelassen mit Kindern und Jugendlichen in seiner Praxis in Offenburg (Baden). Zudem ist er therapeutischer Leiter und Geschäftsführer der stationären Jugendhilfeeinrichtung „Pegasus", die konzeptionell tiergestützt arbeitet. Er leitete 10 Jahre eine staatlich anerkannte Berufsfachschule für Sozial- und Pflegeberufe.

Davor war er in verschiedenen Bereichen der Sozialarbeit tätig, u.a. Gründung eines Hospizes für AIDS-Kranke, Arbeit in der Nichtsesshaften- und Straffälligen-Hilfe, soziale Arbeit mit islamischen Jugendlichen. Darüber hinaus lehrte Kurt Schley an verschiedenen Fachhochschulen. Seit Ende der 80er Jahre ist er ein begeisterter Reiter und verwirklichte seinen Traum von einer eigenen kleinen Reitanlage, die zu reittherapeutischen Zwecken genutzt wird.

Silvia Gerster, geb. 1979

Dipl. Sozialarbeiterin (FH), Dipl. Psychologin, Psychologische Psychotherapeutin i.A., Weiterbildung zur Focusing-Begleiterin (DFG) und in sozial- und heilpädagogischer Kunsttherapie beim IAF der KFH Freiburg. Sie arbeitet seit 2003 in der Praxis für Kinder- und Jugendlichenpsychotherapie Schley und in der stationären Jugendhilfeeinrichtung „Pegasus" im pädagogischen Fachdienst. Seit 2005 ist sie Dozentin am Institut für Experientielles Reiten und Therapie (*IFERT*). Durch diese Arbeit konnte sie ihren „Mädchentraum", den Kontakt mit Pferden, verwirklichen und sich von der therapeutischen Wirkung der Pferde überzeugen.

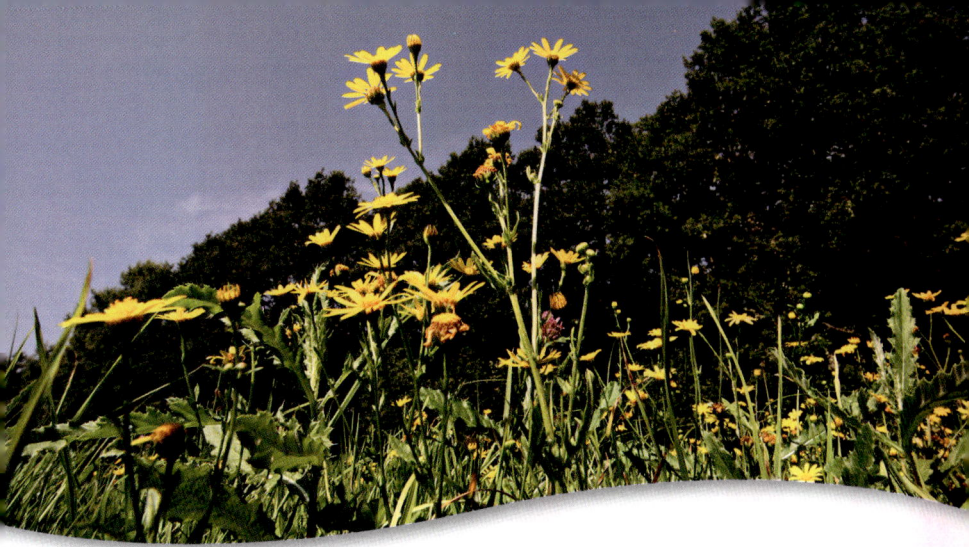

Einleitung | Beziehung zwischen Mensch und Natur
von Jürgen Kiefner

Kurt Schley bat mich, dieses Kapitel über die Kulturgeschichte des Pferdes zu schreiben. Ein interessanter Einfall, denn abgesehen von meiner Pferdeseele bin ich fachfremd. Doch während ich Bücher wälzte und Notizen machte, wurde mir wieder einmal klar, wie wertvoll der Blick von außen auf ein Thema ist. Als Designer, Photograph und Autor gehört es zu meinem Handwerkszeug, die Aufgabenstellung nicht nur aus der menschlichen Augenhöhe zu betrachten, sondern sozusagen auch aus Vogel- und Froschperspektive.

Bei meinen Recherchen stieß ich auf ein Zitat, das mir zunächst wie ein Treppenwitz erschien. Es ist ein Ausspruch von Wilhelm II, dem letzten deutschen Kaiser, der 1941 starb:

> „Ich glaube an das Pferd.
> Das Automobil ist eine vorübergehende Erscheinung."

Das klingt in einem Land mit mehr als 56 Millionen Kraftfahrzeugen und 231.000 km asphaltierten Straßen recht seltsam. Das erste Automobil tuckerte am 3. Juli 1886 durch Mannheim. In nur 125 Jahren von Null auf 56 Millionen PKWs, LKWs, Busse, Motorräder… spektakulär!

Das erste hasengroße große Urpferdchen galoppierte vor 60 Millionen Jahren zwischen riesigen Farnen und Schachtelhalmen umher. In den 1970er Jahren war der Pferdebestand in Deutschland auf weniger als 400.000 Tiere gesunken, inzwischen gibt es wieder 1.1 Millionen.

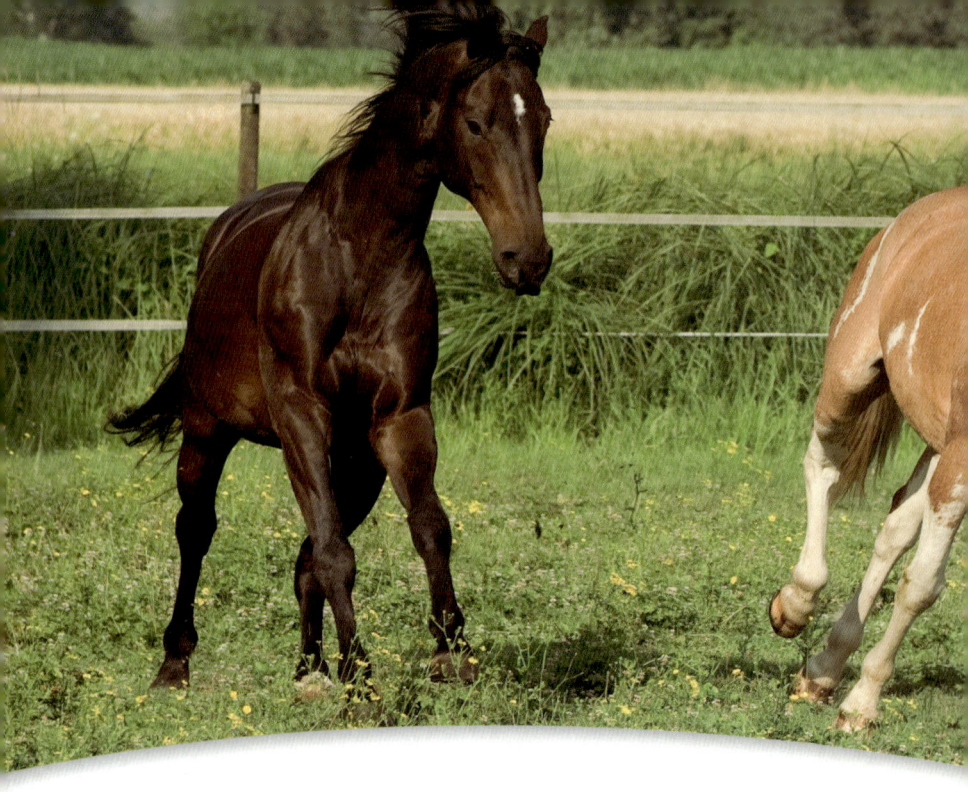

Hat sich der alte Kaiser also gründlich vergaloppiert? Diese Frage werden erst unsere Enkel und Urenkel endgültig beantworten können. Doch ich kann mir schon jetzt sehr gut vorstellen, welche neue Bedeutung die Pferde in weiteren 125 Jahren haben werden. Auch wenn manchen meine Idee vielleicht etwas seltsam erscheint – für mich als künstlerisch schaffender Mensch ist es notwendig, mich in Bereiche zu wagen, die anderen Menschen noch nicht zugänglich sind. Auch hier ist ein Pferdewesen besonders hilfreich – der Pegasus, dieses geflügelte mythische Wesen.

Für die kulturelle Entwicklung der Menschen waren die Nachfahren des Eohippus, des Urpferdchens, unentbehrlich. Seit dem Mesolithikum vor 12.000 Jahren halfen sie uns dabei, Visionen zu verwirklichen – bis sie von motorbetriebenen Geräten und Fahrzeugen abgelöst oder verdrängt wurden.

Mit der Muskelkraft dieser Tiere wurden Wälder gerodet, um Siedlungen errichten zu können. Mit ihnen konnten Informationen schnell über große Entfernungen getragen werden. Ohne Pferde wären Eroberungszüge wie die des Alexander kaum möglich gewesen. In einer Erzählung berichtet Plutarch, dass Alexander sein Pferd Bukephalos selbst gezähmt habe. Es war so temperamentvoll und unruhig, dass sich

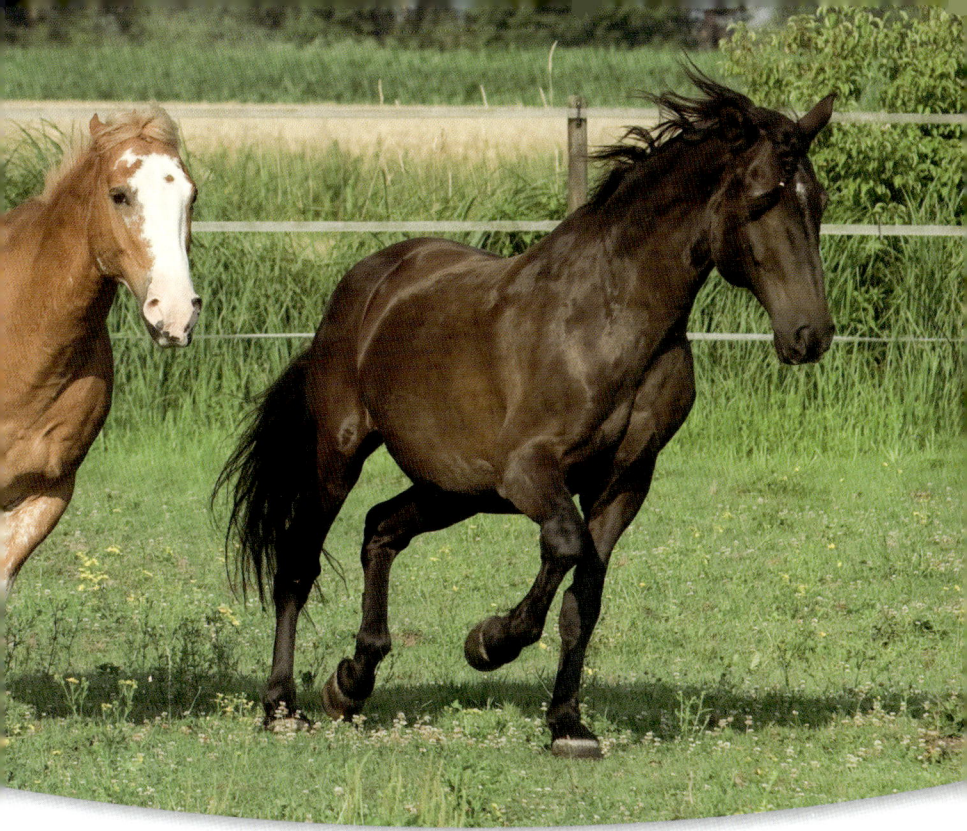

ihm niemand sonst nähern konnte. Doch Alexander erkannte die Ursache dafür: Das Pferd scheute vor dem eigenen Schatten.

Weniger erfreulich für unser heutiges Empfinden ist die Tatsache, dass Pferde früher auch wichtige Fleischlieferanten waren.

Heute werden die meisten Pferde für Sport, Hobby und Show gehalten. Doch in der naturnahen Forstwirtschaft werden immer häufiger schwere Kaltblüter als *Rückepferde* eingesetzt. Sie verursachen keine Bodenschäden und brauchen keine Fahrzeugtrassen. Die gefällten Stämme ziehen sie elegant zwischen dem stehenden Holz hindurch.

Polizeipferde bringen den psychologischen Faktor ins Spiel. Bei Festivals, Demonstrationen und anderen großen Ansammlungen von Menschen wirken sie deeskalierend. Oft ergeben sich Gespräche mit den berittenen Beamten und das ist die beste Grundlage, um aufgeheizte Situationen wieder zu beruhigen oder es gar nicht erst zu aggressiven Stimmungen kommen zu lassen.

Und dann ist da noch ein weiteres Einsatzgebiet, auf dem die Pferde besonders wertvolle Dienste leisten: Als *Therapiepferde* bei der körperlichen und seelischen Therapie erkrankter Menschen.

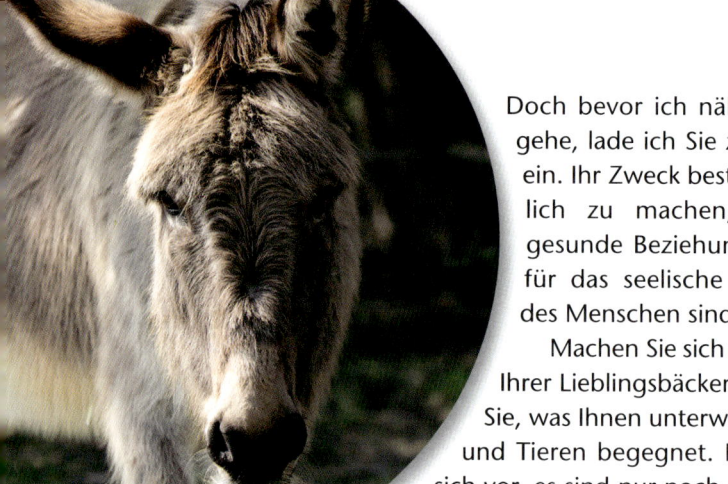

Doch bevor ich näher darauf eingehe, lade ich Sie zu einer Übung ein. Ihr Zweck besteht darin deutlich zu machen, wie wichtig gesunde Beziehungen zur Natur für das seelische Gleichgewicht des Menschen sind.

Machen Sie sich auf den Weg zu Ihrer Lieblingsbäckerei und schauen Sie, was Ihnen unterwegs an Pflanzen und Tieren begegnet. Nun stellen Sie sich vor, es sind nur noch solche Pflanzen da, die nützlich für Sie sind, zum Beispiel um Brötchen daraus zu backen. In diesem Gedankenspiel sind Tiere völlig überflüssig gemacht worden. Durch perfekte Zuchttechniken ist es in den Laboratorien weltweit wirkender Konzerne gelungen, die Pflanzen so zu verändern, dass keine Fremdbestäubung mehr erforderlich ist. Bienen, Schmetterlinge und Käfer sind nun völlig überflüssig.

Auch in den Meeren gibt es nur noch Algen und Tang, aus denen Nahrung und Lippenstifte hergestellt werden. Niemand mehr braucht sich beim Baden vor dem weißen Hai zu fürchten und auch die lästigen Quallen wurden restlos beseitigt. Alle Meere und Ozeane sind nun eine wohlige Umgebung, in der nur noch friedliche Pflanzen wachsen.

Der Luftverkehr ist endlich völlig sicher, denn es gibt keinerlei Vögel mehr, die mit Touristenjets kollidieren. Der Geist der Menschen hat sich an die sekundengenau über die Häuser dröhnenden Triebwerke gewöhnt und wird nicht mehr von zeternden Elstern, tschilpenden Spatzen oder süßlichem Nachtigallengesang dabei abgelenkt, die Funktionen des neuesten MP3-Players zu studieren. Von den lästigen Kotflecken auf dem wertvollen Autolack wird das seelische Gleichgewicht der stolzen Besitzer nicht mehr bedroht.

Andere Techniker haben vollendete Schmusemaschinen entwickelt. Diese Geräte imitieren perfekt Hauskatzen, Hamster und Hunde. Sie haben ein Fell, das absolut streichelfest ist, sie schnurren, quieken und kläffen exakt wie ihre Vorbilder und sind genau zu den Zeiten aktiv, die der Besitzer wünscht. Weitere Vorteile dieser Schmusegeräte: Sie sind stubenrein, unsterblich und müssen nur ein Mal pro Woche an die Steckdose.

Ich glaube, es reicht. Schließlich will ich mit diesem Gedankenspiel nicht mit verdienten Horrorautoren in Konkurrenz treten, sondern Sie dafür empfänglich machen, was uns Tiere alles geben.

Während Sie dieses Buch in Händen halten, ist es vielleicht gerade Frühling und die Apfelbäume beginnen zu blühen. Dann lade ich Sie ein, zu einem dieser Bäume zu gehen und ihn mit **allen Sinnen** zu erforschen. Nur Geduld – ich habe nicht vergessen, dass es in diesem Buch um Reittherapie geht!

Nehmen Sie nun ganz bewusst die **Struktur der Rinde** wahr. Rau. Fest. Warm und trocken. Dann den Duft. Sehr fein süßlich. Nun die Farben der Blüten. Wie sanft weiß und rosa miteinander verschmelzen. Lauschen Sie! Hunderte von Bienen summen um den Baum, schweben über den Blüten, lassen sich kurz nieder und brummen mit Pollen beladen weiter. Wussten sie, dass auf Apfel-, Kirsch-, Birnen- oder Pflaumenbäumen über 300 % mehr Früchte gedeihen, wenn ein Bienenstock im Umkreis von 50 Metern aufgestellt ist? Und wenn der Obstgarten dann noch mit Pferdeäpfeln gedüngt wird, ist die Ernte noch reicher!

Bitte fühlen Sie nun einen Augenblick in sich hinein und spüren Sie den Gefühlen und sinnlichen Wahrnehmungen nach, die in Ihnen erblühten, als Sie die letzten beiden Absätze lasen. Das alles sind Geschenke der Tiere. Sie brauchen nicht zu befürchten, dass ich auf die romantische Tränendrüse drücken werde – es ist nur meine ganz sachliche Begeisterung über die Natur.

Menschen sind mit der Natur verbunden, solange sie in ihrem organischen Körper zuhause sind. Diese Verbindungen bestehen in jeder unserer Wahrnehmungs- und Daseinsformen: Körperlich, geistig und seelisch. Werden diese Verbindungen mit der Natur unterbrochen, kommt es unweigerlich zu körperlichen, geistigen und seelischen Erkrankungen. Dieser Ursache-Wirkungs-Mechanismus ist so zuverlässig wie 1 plus 1 gleich 2 ist. Zum Glück kann diese Gleichung auch umgekehrt werden: Verbindet sich ein kranker Mensch wieder mit der Natur, so wird Heilung geschehen.

Einem dieser Wege zur Heilung ist dieses Buch gewidmet: Der Reittherapie mit der *IFERT*-Methode, die von Kurt Schley und seinem Team entwickelt wurde.

I Einsatz von Tieren in der Therapie

1. Tiergestützte Therapien

Schon im 18. Jahrhundert finden wir Hinweise darauf, dass Tiere für therapeutische Maßnahmen eingesetzt wurden. Eine von der religiösen Gemeinschaft der Quäker gegründete psychiatrische Anstalt in England gab den Patienten die Möglichkeit, den Garten der Einrichtung und die darin lebenden Kleintiere zu versorgen. Dies geschah, weil man sich positive Effekte auf Selbstwertgefühl und Selbstkontrolle erhoffte.

Auch aus Deutschland gibt es seit dem 19. Jahrhundert Beispiele dafür, wie Tiere in der Therapie eingesetzt wurden. Pionierarbeit leistete hierbei die Anstalt Bethel bei Bielefeld, die Epileptikern und anderen geistig und psychisch erkrankten Menschen die Möglichkeit bot, Erfahrungen mit den heilenden Kräften der Tiere zu sammeln. Die Einrichtung erlaubte ihren Patienten, Hunde, Katzen, Schafe und Ziegen zu halten. Leider wurden die Erfolge nicht sorgfältig oder gar nicht dokumentiert, so dass der Wissenschaft heute nur wenige Aufzeichnungen für diese ersten Versuche zur Verfügung stehen.

Der Durchbruch innerhalb der Forschung gelang 1961 dem amerikanischen Psychologen M. Levinson. Während einer Therapiesitzung mit einem sehr verschlossenen Jungen war sein Hund zufällig im Raum. Der Junge öffnete sich freudig dem Hund und sprach mit ihm. Levinson erkannte die Chance, über den Hund mit dem Jungen in Kontakt zu treten. So gelang es dem Psychologen mit Hilfe des Hundes, eine gute Basis für das weitere therapeutische Geschehen zu schaffen. Seit diesem Erlebnis und den daraus folgenden Erkenntnissen setzte Levinson bei schwierigen Klienten seinen Hund in den Therapiestunden ein. Gleichzeitig begann er, die positiven Effekte der Tiere auf den Menschen zu untersuchen. Seine Veröffentlichung im Jahr 1969 wurde leider von der damaligen wissenschaftlichen Fachwelt nicht ernst genommen und belächelt. Letztendlich war er jedoch der Pionier in der wissenschaftlichen Erforschung der tiergestützten Therapien.

Bis zum heutigen Zeitpunkt beschäftigen sich immer mehr Psychologen, Verhaltensforscher und Pädagogen mit der Wirkung von Tieren

auf Menschen. Levinson hat hierbei einen wesentlichen Beitrag geleistet[1].
In den einzelnen Anwendungsformen des therapeutischen Einsatzes von Tieren haben sich im Laufe der Zeit unterschiedliche Begrifflichkeiten entwickelt. Man unterscheidet zwischen *Tiergestützten Aktivitäten* und *Tiergestützten Therapien*.

Bei den *Tiergestützten Aktivitäten* stehen gemeinsame Aktivitäten mit dem Menschen im Vordergrund. Das Ziel ist dabei, allgemeine Verbesserungen des Lebensgefühls zu erreichen. Dazu gehören z.b. Besuche in Altenheimen, bei denen die Bewohner zusammen mit den Besitzern von Tieren besucht werden. Hierfür gibt es mittlerweile auch im deutschsprachigen Raum Beispiele: So erlauben es viele Altenheime Haustiere zu halten, Jugendhilfeeinrichtungen planen und führen Aktivitäten mit Tieren durch, in Kindergärten dürfen die Kinder an einem Tag ihre Haustiere mitbringen. Selbst Patienten in Krankenhäusern ist es in Ausnahmefällen möglich, ihre Tiere mitzubringen, so z.b. auf der Palliativstation der Uniklinik Freiburg.

Im Gegensatz zu den *Tiergestützten Aktivitäten* geht es bei der *Tiergestützten Therapie* darum, Tiere in eine spezielle Therapie mit vorher festgelegten Zielen einzubinden. Das Tier ist in diesem Rahmen ein fester Bestandteil des therapeutischen Konzeptes und des therapeutischen Vorgehens. Der Mensch soll durch das Tier gezielt stabilisiert werden, sei es körperlich, psychisch oder sozial. Zudem sollen die Tiere den Menschen dabei unterstützen, wichtige Entwicklungsschritte zu wagen.

In diesem Buch geht es darum, einen neuen Ansatz vorzustellen, wie Tiere in der Psychotherapie eingesetzt werden können. Es wird gezeigt, welche Wirkungen in den unterschiedlichen Erlebnisbereichen der Klienten erzielt werden können. Der Schwerpunkt der IFERT-Methode liegt bei der Arbeit mit Pferden. Grundlage auch für diese neue Therapieform sind die tiefergehenden Wirkungen der Tiergestützten Therapien.

1.1 Die Wirkungen Tiergestützter Therapien

Mittlerweile gibt es einiges an Literatur, in der das positive Wirkungsgefüge zwischen Mensch und Tier dargestellt wird.

Studien belegen unter anderem die *physiologischen* Wirkungen bei Infarktpatienten[2]. Ein weiterer positiver physiologischer Aspekt der Mensch-Tier-Beziehung äußert sich in der positiven Beeinflussung des gesamten Gesundheitszustandes durch das Tier. Tollt der Mensch mit

[1] Vgl. Förster, 2005; Frömming, 2006   [2] Vgl. Otterstedt, 2001

einem Tier frei herum, werden Muskelsystem und Kreislauf aktiviert. Auch das Hormonsystem wird in Schwung gebracht. Die Tiere befriedigen ebenfalls das Bedürfnis des Menschen, einem anderen Wesen auch körperlich nahe zu sein.

Die heilende Wirkung der Tiere erfolgt dabei über die Anregung möglichst vieler Sinne gleichzeitig. Es ist wirksamer für den Heilungsprozess, wenn das Tier gestreichelt und gerochen werden kann. Tiere können den Menschen in ihrem Alltag auch praktische und technische Unterstützung bieten, wenn sie als Assistenz- oder Begleittiere ausgebildet werden.

Eine wesentliche psychologische Wirkung besteht darin, dass Menschen sich wohler fühlen, wenn sie mit Tieren in Berührung kommen. Der Mensch erfährt vom Tier Zuwendung und Bestätigung. In traurigen Zeiten kann das Tier Trost spenden. Durch die emotionale Sicherheit, die das Tier dem Menschen vermittelt, können seelische Belastungen neu bewertet und leichter verarbeitet werden. Großen Einfluss kann das Zusammenleben mit einem Tier auch auf das Selbstbild bzw. das Selbstwertgefühl eines Menschen haben. Vom Tier erlebt der Mensch „unkritische" Bewunderung für sein Handeln und wird ohne Vorbehalte geliebt. Tiere geben einem Menschen nicht das Gefühl, von ihm enttäuscht zu sein. Das ist die Basis für ein starkes Selbstbewusstsein[3].

Besonders für ältere Menschen sind Tiere wertvolle Helfer. So leiden die älteren Menschen in unserer hyper-innovativen Gesellschaft oft unter dem Gefühl, nicht mehr gebraucht zu werden. In der Gemeinschaft mit Tieren finden diese Menschen wieder belebende Aspekte in ihrem Dasein. Im *sozialen* Bereich können Tiere dabei helfen, Menschen aus Isolation und Einsamkeit zu holen und ihre sozialen Kontaktchancen zu erhöhen. Sie dienen einerseits als (Ersatz-) Gesprächspartner, andererseits kommen die Menschen durch die Tiere leichter ins Gespräch mit Anderen. Tierbesitzer tauschen sich gerne gegenseitig über die Eigenheiten oder die artgerechte Haltung ihrer Tiere aus. So entwickeln sich neue soziale Beziehungen, die ohne das Gesprächsthema „Tier" nicht entstanden wären.

Durch ihre Spontaneität und Unvoreingenommenheit vermitteln Tiere Sympathie, Offenheit, Lockerheit und Ehrlichkeit. Diese Eigenschaften werden automatisch auf den begleitenden Menschen übertragen und er wird unbewusst ebenfalls als sympathischer, offener Mensch eingeschätzt. Dadurch verringern sich soziale Hemmungen mit

[3] Vgl. Otterstedt, 2001

fremden Menschen ein Gespräch zu beginnen. Greiffenhagen (1993) verwendet in diesem Zusammenhang für das Tier den Begriff des sozialen „Gleitmittels".

1.2 Wirkungen im therapeutischen Einsatz

A.H. Fine (2000) fasste in seinem Handbuch über Tiergestützte Therapien zusammen, welche heilsamen Wirkungen von den Tieren ausgehen können:
Ein Tier dient in der Therapie häufig als so genannter „Eisbrecher". Besonders in den Anfangsphasen einer Therapie fördert es einen schnelleren Abbau der anfänglichen Scheu seitens des Klienten. Häufig wurde festgestellt, dass durch die Anwesenheit eines Tieres der zu Beginn der Therapiephase vorhandene Stress schneller abgebaut werden kann. Besonders bei Kindern kann die Angst durch eine herzhafte Begrüßung der Tiere verringert werden. Das Tier in der Therapie vermittelt dem Klienten oft ein angenehmes Klima, in dem die Beziehung leichter aufgebaut und gestaltet werden kann. Dabei wirkt es häufig als Vermittler zwischen Klient und Therapeut.

Dem Therapeuten wird es so schneller möglich, einen Zugang zum Klienten zu erreichen. So kann der Therapeut über ein Tier das Vertrauen des Kindes gewinnen. Das Tier öffnet dem Therapeuten die Tür zur Seele seiner kleinen Klienten.

Weiterhin wird das Tier auch als „Katalysator für Gefühle" bezeichnet, da das Tier den Klienten oft durch seine Art zum Lachen bringen kann, dem Klienten aber auch ein Gefühl von Sicherheit und physischem Wohlbefinden gibt, zum Beispiel wenn es sich streicheln lässt. Durch die Beziehung, die Klienten zu Tieren aufbauen, kann ein Vergleich zu Beziehungen zu anderen Menschen (zum Beispiel zu den Eltern) erbracht werden. Besonders bei Kindern kann wünschenswertes Verhalten durch den Therapeuten anhand der Beziehung zum Tier demonstriert werden, welches auf andere Beziehungen übertragen werden soll. Die Tier-Mensch-Beziehung kann also ein gewisses Rollenverhalten darstellen[4].

Besonders im Einsatz bei Kindern und Jugendlichen kann durch die Anwesenheit eines treuen und verlässlichen Tieres das kindliche Vertrauen und Sicherheitsgefühl gestärkt werden. Es kann ihnen ein Spielgefährte sein, der die Unternehmungslust fördert und sie dazu motiviert,

[4] Vgl. Engel, 2004

die Umwelt zu erkunden. Dies ist besonders wichtig für Menschen, die sich sonst zu wenig bewegen und daher an Übergewicht mit all seinen negativen Folgen leiden. Außerdem spornen die Tiere auch den Fleiß und die Leistungsbereitschaft der Kinder und Jugendlichen an. Da z.B. Hunde sehr gelehrig sind, ist es für diese ein Erfolgserlebnis, wenn das Tier ihren Aufforderungen folgt. Dadurch können die Kinder die für den Aufbau des Selbstwertgefühls wichtige Erfahrung der Selbstwirksamkeit machen. Nicht zuletzt fördern die Tiere im Kontakt mit den Kindern und Jugendlichen auch deren Identitätsentwicklung. Sie stellen einen guten Freund und gleichzeitig Vertrauten dar, durch den soziale und emotionale Unterstützung erfahren werden kann[5].

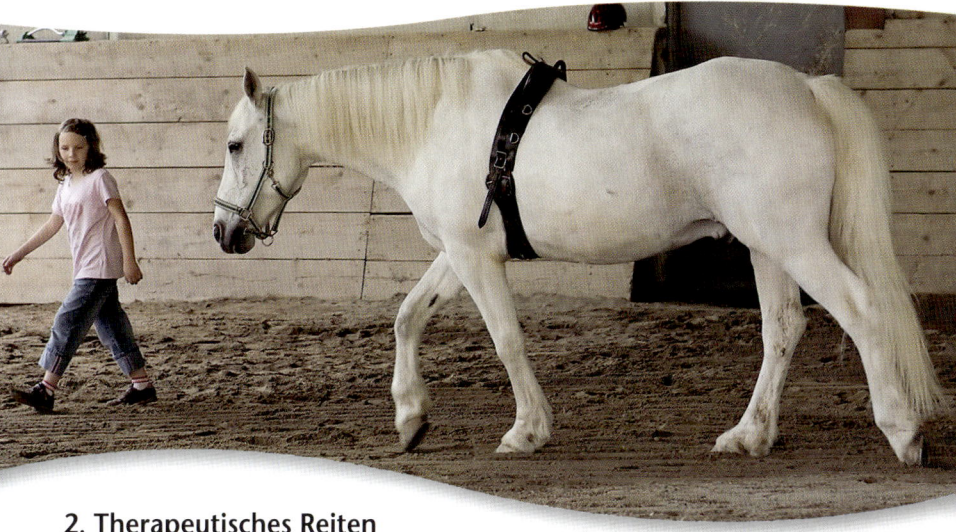

2. Therapeutisches Reiten

2.1. Das Pferd in der Psychotherapie

Das Pferd als Medium in der Psychotherapie wird unter anderen von Angelika Papke (1997) sehr umfangreich dargestellt. Medien in der Psychotherapie dienen als Kommunikationshelfer, die das psychotherapeutische Geschehen „tragen" können, indem sie als „gemeinsames Drittes" die Beziehungserfahrung ermöglichen. Das Pferd wirkt dadurch als Bindeglied in der therapeutischen Beziehung.

Nun stellen wir weitere positive Wirkungen vor, die bei der Arbeit mit Pferden den Klienten zugute kommen[6]. Pferde eignen sich hervor-

5 Vgl. Förster, 2005   6 Vgl. Simon, 2006

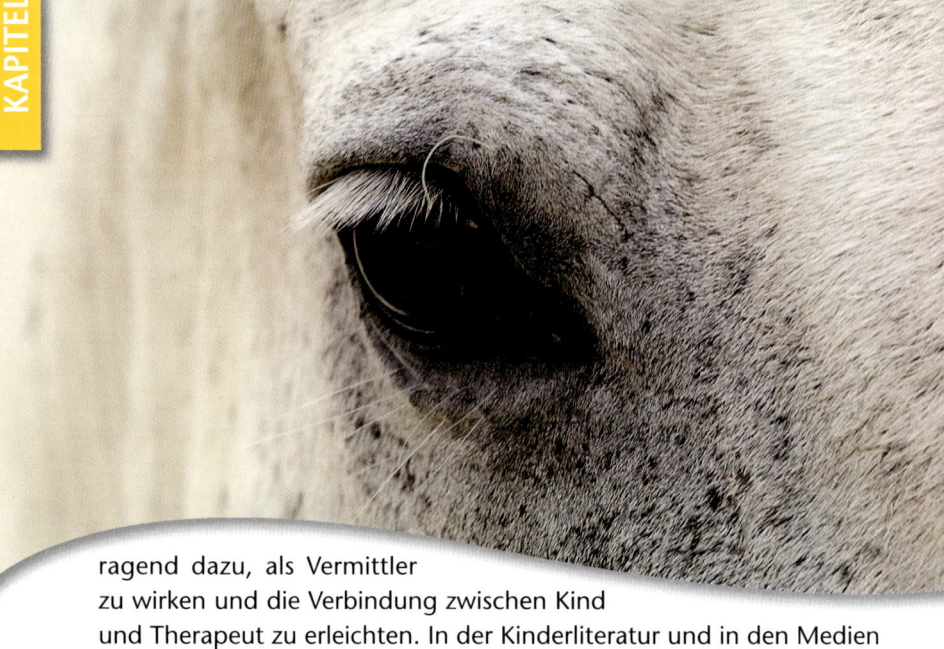

ragend dazu, als Vermittler zu wirken und die Verbindung zwischen Kind und Therapeut zu erleichtern. In der Kinderliteratur und in den Medien spielen Pferde immer die Rolle der starken und klugen Helfer. Mit diesen positiven Erwartungen gehen Kinder auf Pferde zu. Sie suchen von sich aus die körperliche Nähe und möchten das Pferd gerne streicheln, auch wenn diese Annäherungen zunächst recht zaghaft sind. Schließlich flößen diese riesigen Tiere ihnen auch Respekt ein.

Oft ist es aber auch umgekehrt. Auch Pferde können den ersten Schritt machen, denn sie sind von ihrem Wesen her offen für neue Begegnungen. Sind Klient und Pferd miteinander in Berührung gekommen, so kann nun der Therapeut den Klienten über das Pferd erreichen. Das Pferd wirkt als Vermittler, während die therapeutische Beziehung aufgebaut wird.

Pferde können auch als **Vermittler von Urvertrauen** fungieren. Pferde zeigen eine größere Bereitschaft zum Körperkontakt als andere Großtiere. Sie fordern den Körperkontakt geradezu heraus. Im Wesentlichen wohl deshalb, weil in der Pferdeherde die gegenseitige Fellpflege bzw. entsprechende Begrüßungssignale ein Zeichen für besondere Akzeptanz und letztendlich auch ein Freundschaftsbeweis darstellt. Bei solch einem spontanen Kontakt kann das menschliche Bedürfnis nach Nähe, Wärme und Zuwendung in hohem Maße befriedigt werden. Eine weitere besondere Fähigkeit des Pferdes in Bezug auf uns Menschen ist, uns tragen zu können. Es ist erstaunlich, dass dieses große Fluchttier uns auf seinem Rücken erträgt. Seine Wärme, sein Geruch und die

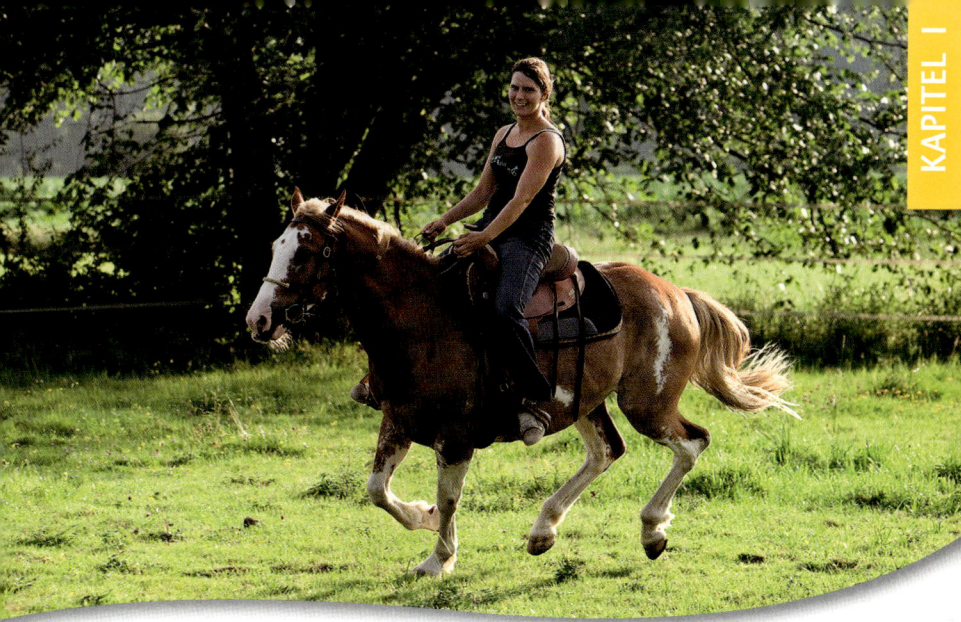

rhythmischen Bewegungen ermöglichen es, Geborgenheit, Sicherheit und Vertrauen intensiv und regressiv zu erleben.

Ein besonderer Aspekt ist bei Kindern zu beobachten, die mit Pferden umgehen: Bald stehen die eigenen Themen im Raum, mit denen sie sich momentan beschäftigen. Dabei prägen Ängste, Wünsche und bereits gemachte Erfahrungen den Umgang mit dem Pferd. Oftmals übernimmt das Pferd auch stellvertretend soziale Funktionen oder Rollen. Es kann als der große beschützende Bruder wahrgenommen werden, als Außenseiter, aber auch als mütterliche oder väterliche Autorität.

Pferde können auch als Anteile der eigenen Person gesehen werden. Sie stellen dann Teile des Idealselbst dar oder auch ungezügelte Seiten des Kindes. Nicht gelebte Sehnsüchte, Wünsche, aber auch die Ungezwungenheit des Seins werden oft in das Pferd projiziert. So wird das Pferd **zur Projektions- und Identifikationsfläche**. Hier bieten sich Möglichkeiten, diese projektiven und identifikatorischen Aspekte aufzuarbeiten. Das Pferd bietet als weitere Möglichkeit, **neue Erfahrungen mit der eigenen Körperlichkeit** zu machen. Therapeutisches Reiten fordert das Kind dazu heraus, sich intensiv mit seinem Körper zu befassen. Dabei löst das Reiten nicht nur Verkrampfungen und fördert Entspannung, sondern kann auch hilfreich sein, das „rechte" Gleichgewicht zu finden. Ganz abgesehen davon ist das Pferd, wie jedes andere Säugetier auch, ein Symbol für Körperlichkeit. Mit dem Pferd als „Ko-Therapeut" können unter anderem Themen wie Ausscheidung und Sexualität besprochen werden.

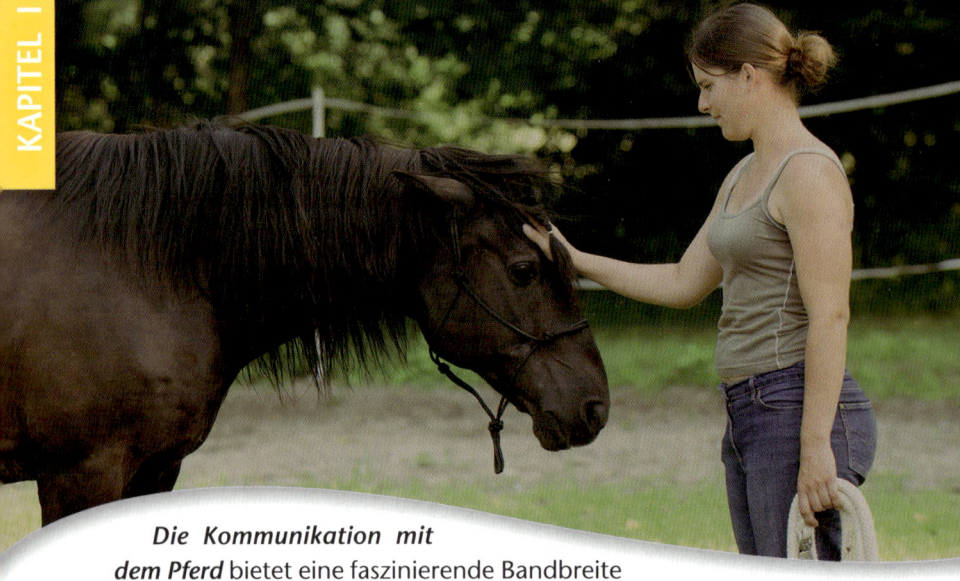

Die Kommunikation mit dem Pferd bietet eine faszinierende Bandbreite an Möglichkeiten von grundlegenden Erfahrungen von Kommunikationsabläufen zwischen dem Lebewesen Mensch und dem Lebewesen Pferd. Das eingeschränkte Lautrepertoire der Pferde ist eine große Herausforderung und gleichzeitig eine hervorragende therapeutische Möglichkeit. Sie kommunizieren wesentlich über Körperhaltung, den Ausdruck der Augen, der Stellung der Ohren und mit den Bewegungen des Schweifes. Ihre Signale und Reaktionen sind klar und eindeutig, darum fordern sie das gleiche von uns Menschen. Wenn wir mit Pferden eine gute Beziehung aufbauen möchten, müssen wir ihre Sprache lernen.

Es gilt, mit unserer Stimme und unserem Körper klare Botschaften zu senden. Dies gelingt durch dem Pferd verständliche Gesten und reiterliche Hilfen. Dies sind zum Beispiel bei der Bodenarbeit bestimmte Stellungen des eigenen Körpers zum Pferd. Wenn es uns gelingt, die Sprache der Pferde zu lernen, nehmen uns die Tiere unabhängig von unserem Aussehen, sozialen Status oder psychischen Problemen an.

Für unsere Klienten ist es wichtig, dem Tier als einem Partner zu vertrauen, der sie nicht kritisiert, nicht abwertet oder große Forderungen an sie stellt. Die Klienten werden so akzeptiert, wie sie sind. Die Pferde geben ihnen **Wertschätzung und Annahme**. Diese heilsamen Wirkungen werden dadurch verstärkt, weil sie von einem so mächtigen und starken Tier ausgehen. Ist die Basis des Kontaktes gelegt, fordern Pferde den Klienten geradezu heraus, über sich selbst hinauszuwachsen. Die Auseinandersetzung mit deren Kraft und Überlegenheit spielt hierbei eine wichtige Rolle. Besonders intensiv kann die eigene Stärke beim

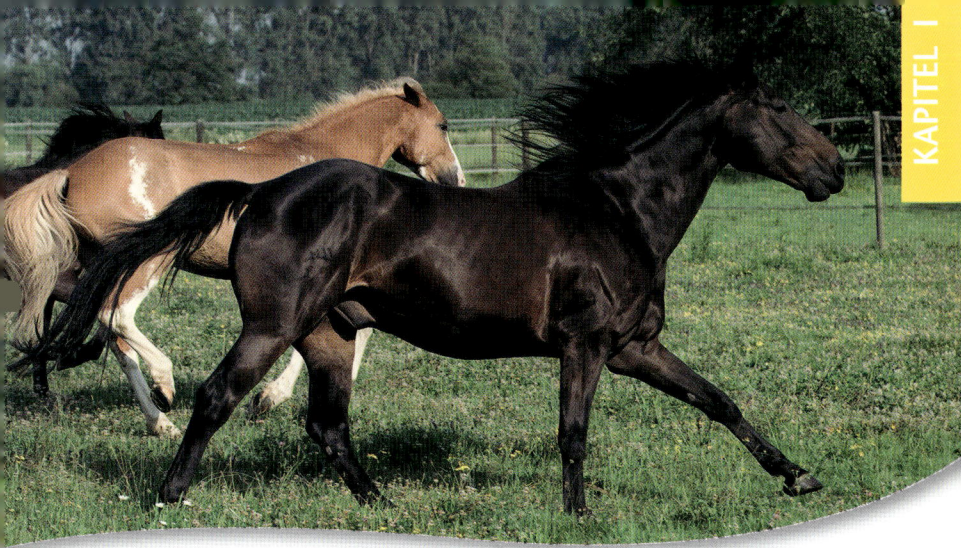

Führen des Pferdes oder beim selbstständigen Reiten erlebt werden.

Der Klient nimmt hierbei im wahrsten Sinne des Wortes die Zügel in die Hand. Er erlebt Selbstwirksamkeit, in dem er beobachtet, wahrnimmt, spürt und fühlt, wie das Pferd auf ihn reagiert. Aber auch die Bedürfnisse des Pferdes müssen berücksichtigt und wahrgenommen werden. Einer durch bestimmte Störungsbilder hervorgerufenen Selbstüberschätzung muss schon im Vorfeld Einhalt geboten werden. Mit der Position des „Starken" kommt automatisch das Thema der Verantwortung gegenüber sich und den Anderen zum Vorschein. Damit wird Therapeutisches Reiten zum Lernfeld einem sozialen Lebewesen gegenüber.

Durch seine Größe, Vitalität und Dynamik kann es geschehen, und ist auch therapeutisch wünschenswert, dass das Pferd unterschiedliche Ängste auslösen kann. Wir Menschen haben fast alle einen gewissen Respekt vor Pferden, der durchaus seine Berechtigung hat. Aber auch Pferde sind sehr schreckhaft und oft ängstlich, weil sie von Natur aus Fluchttiere sind. Dadurch kann es auch zu Unfällen kommen.

Kinder sind von Pferden fasziniert, obwohl sie fast alle auch etwas Angst vor ihnen haben. Doch sie sind sehr motiviert, sich dieser Angst zu stellen und sie zu überwinden. Diese Mühe wird durch viele wundervolle Erfahrungen und Erlebnisse mit dem Pferd belohnt.

Die Klienten müssen dabei unterstützt werden, neue *Verhaltensweisen zu erlernen und bestehende Verhaltensmuster zu korrigieren.* Gelingende Beziehungen setzen voraus, das eigene Verhalten immer wieder zu erspüren und zu betrachten. Die Klienten lernen zu beobachten, wie ihr eigenes Verhalten vom Pferd wahrgenommen wird. Auf klare Signale

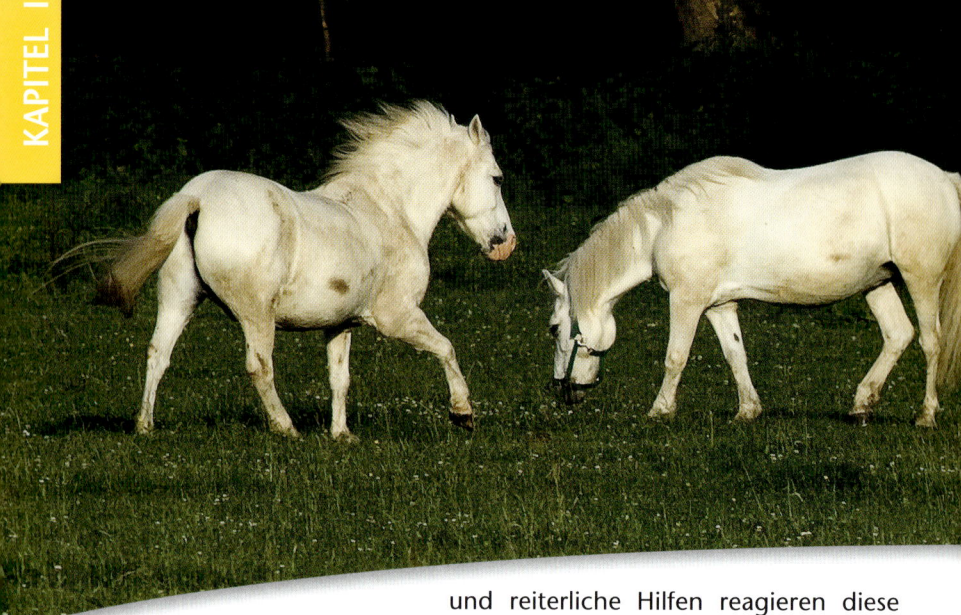

und reiterliche Hilfen reagieren diese Tiere sofort mit Zuneigung. Hierbei müssen die Klienten die Bereitschaft entwickeln, *neues Verhalten zu lernen und bestehendes Verhalten zu korrigieren*. Ein gelungener Umgang setzt voraus, dass die Bereitschaft besteht, das eigene Verhalten zu reflektieren.

Die Klienten müssen bereit sein, darüber nachzudenken, wie ihr Verhalten vom Pferd wahrgenommen wird und wie sich die Zusammenhänge mit ihrem eigenen Verhalten darstellen. So werden zum Beispiel klare Signale und adäquate Hilfen vom Pferd unmittelbar positiv bestätigt oder mit Zuneigung belohnt.

Bei aggressiven, unklarem, selbstüberschätzendem, aber auch unruhigem Verhalten, verweigern Pferde in der Regel ihre Mitarbeit. Hierbei gibt es eine Vielzahl von Möglichkeiten mit dem Pferd negative Verhaltensmuster zu korrigieren bzw. neues, konstruktives Verhalten zu erlernen.

Findet das Therapeutische Reiten in einer Gruppe statt, kann direkt erlebt werden, wie die neuen Verhaltensweisen wirken.

Auf der Grundlage dieser Erkenntnisse werden in Deutschland die meisten Formen der Pferdgestützten Therapie angeboten.

2.2. Das Therapeutische Reiten

In Deutschland gibt es abhängig von der Art des Einsatzes des Tieres oder abhängig von den Symptomen der Klienten unterschiedliche Bezeichnungen für die Pferdgestützte Therapie.

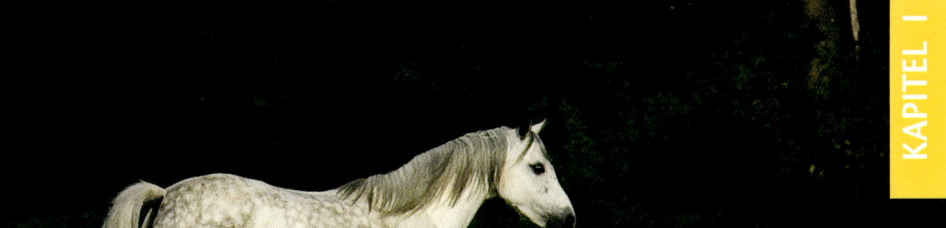

Dem Begriff *Therapeutisches Reiten* werden in Deutschland laut Kuratorium für Therapeutisches Reiten e.V. drei eigenständige Fachbereiche zugeordnet[7]:

① Hippotherapie

Bei der Hippotherapie handelt es sich um eine krankengymnastische Behandlungsmethode auf dem Pferd, die hauptsächlich bei Patienten mit neurologischen oder orthopädischen Erkrankungen durchgeführt wird.

② Behindertenreiten

Das Behindertenreiten ist eine therapeutische Maßnahme für körperlich und geistig behinderte Menschen, in der sie den Reitsport angepasst an ihre Behinderungen ausüben können. Falls erforderlich, können dabei individuelle Hilfsmittel verwendet werden.

③ Heilpädagogisches Reiten und Voltigieren

In diesem Bereich steht die erzieherische Führung von meist verhaltensgestörten Kindern und Jugendlichen im Vordergrund. Marianne Gäng (1994, nach Kupper-Heilmann, 1999), eine der Begründerin des heilpädagogischen Reitens, fasst unter diesem Begriff alle pädagogischen, psychologischen, psychotherapeutischen, rehabilitativen und soziointegrativen Angebote mit Hilfe des Pferdes bei Kindern, Jugend-

[7] Vgl. Schneider & Gaertner, 1992

lichen und Erwachsenen verschiedener Behinderungen und Störungen zusammen. Die individuelle Förderung über das Medium Pferd steht dabei im Mittelpunkt. Durch den „Ko-Therapeuten" Pferd wird die Entwicklung, das Befinden und das Verhalten positiv beeinflusst[8].

In den letzten Jahren entdecken immer mehr psychotherapeutisch tätige Menschen, die entweder selber reiten oder die Möglichkeit haben, das Pferd als Ko-Therapeuten einzusetzen, die dargestellten positiven Wirkungen des Pferdes für die Therapie. So haben sich einzelne Ausbildungsinstitute entwickelt, in denen der therapeutische Umgang mit dem Pferd gelehrt wird.

Die in diesem Buch vorgestellte Methode ist die **Experientielle Reittherapie**. Hierbei steht, wie der Begriff „Experientiell" schon sagt, das Erleben des Klienten und die Möglichkeit, das Erleben durch die Methode des **Focusing** zu reflektieren, im Vordergrund. Die dabei vorausgesetzten Grundhaltungen des Therapeuten, die sich durch Echtheit, Wertschätzung und Akzeptanz kennzeichnen, stellen die Basis dieses therapeutischen Konzeptes dar. Um die Experientielle Reittherapie zu verstehen, zu erlernen und in der Praxis anzuwenden, ist es erforderlich, die psychologischen Grundlagen des Experientiellen Ansatzes und des Focusing zu kennen. Diese werden im folgenden Kapitel dargestellt.

Exkurs: Das Therapiepferd

Nur kurz sollen einige Bemerkungen zum Therapiepferd erfolgen:

Um ein Pferd als Therapiepartner zu qualifizieren, muss es einige Eigenschaften mit sich bringen oder vor der Therapie entsprechend ausgebildet werden. Dabei gibt es keine bestimmte Rasse, ebenso wenig ein „ideales" Therapiepferd.

Das Pferd sollte sensibel und den Menschen gegenüber aufgeschlossen, freundlich und neugierig sein, ihn aber als ranghöheres Wesen akzeptieren, ihm vertrauen, zuverlässig und gelassen sein. Sind diese Eigenschaften nicht gut entwickelt, müssen sie noch entsprechend ausgebildet werden.

Äußerlich sollte das Pferd nicht zu groß sein, einen guten, sauberen und taktreinen Schritt haben. Das Pferd sollte genügend Muskeln haben, um ein Schiefsitzen des Klienten kompensieren zu können. Deshalb sollten nur solche Pferde genommen werden, die eine solide Grundausbildung (unabhängig von der Reitweise) haben und mindestens zwei Jahre gut geritten wurden.

Das *IFERT* verweist zudem darauf, dass das Pferd parallel zur Therapiearbeit von einem fähigen Reiter geritten werden sollte, der nötigenfalls korrigierend einwirken kann. Besondere Bedeutung hat auch die artgerechte Haltung des Pferdes, damit es emotional stabil und ausgeglichen bleibt.

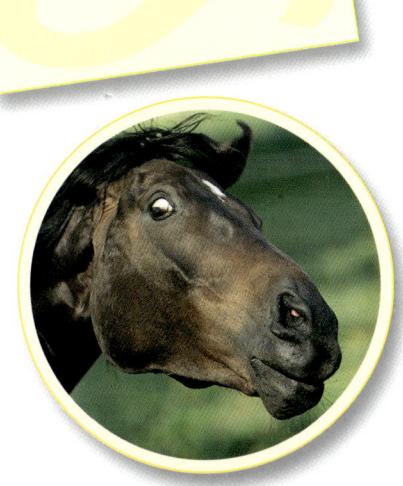

II Wurzeln der Experientiellen Reittherapie

1. Psychologische Grundlagen

Psychologie ist eine Erfahrungswissenschaft. Sie beschreibt und versucht zu erklären, wie Menschen ihre Welt erleben und wie sie sich darin verhalten. Sie versucht auch zu verstehen, wie sich die Menschen entwickeln und welche inneren und äußeren Umstände sie dabei beeinflussen.

Innerhalb der Psychologie gibt es verschiedene Anwendungsfelder, wie z.B. im Bereich der Schulpsychologie, der Arbeitspsychologie oder auch in der Klinischen Psychologie. Ein Zweig der Klinischen Psychologie ist die Psychotherapie. In der Psychotherapie geht es darum, bewusst und geplant Verhaltensstörungen zu erfassen und Leidenszustände zu verringern oder zu beseitigen.

Als einer der Begründer der Psychotherapie gilt Sigmund Freud (1856 – 1939). Sein Modell der Psychoanalyse mit den Bereichen „Ich, Es und Über-Ich" ist manchem Leser sicher bekannt. Freud geht davon aus, dass unser Bewusstsein aus den Schichten „bewusst, unbewusst und vorbewusst" aufgebaut ist. Er kam zu dem Ergebnis, dass menschliches Erleben und Handeln nicht nur kontrolliert auf der bewussten Ebene geschieht, sondern auch von Kräften aus den unbewussten und vorbewussten Bereichen heraus gesteuert wird.

Etwas später entwickelte sich neben der Psychoanalyse, abgeleitet aus wissenschaftlichen Erkenntnissen (Lerngesetze, kognitive Aspekte usw.) die Verhaltenstherapie.

Als sogenannte *„dritte Kraft"* entwickelte sich Mitte der 50er Jahre in den USA eine psychologische Richtung, die als *„Humanistische Psychologie"* bezeichnet wird.

Einer der Begründer der humanistischen Psychologie ist Abraham Maslow (1908 – 1970). Er strebte neben der krankheitsorientierten Psychoanalyse und der Verhaltenstherapie eine Psychologie seelischer Gesundheit an und stellte Untersuchungen zur menschlichen Selbstverwirklichung an. Bekannt wurde er auch durch seine *„Bedürfnispyramide"*.

Die Humanistische Psychologie vertritt ein äußerst positives Menschenbild: *„Jeder Mensch hat das Potential zu Wachstum und Entwicklung. Und niemand, absolut niemand, ist von Natur aus schlecht, unfähig oder unwert"* [9].

Der Mensch ist grundsätzlich ein positives und soziales Wesen, das sich konstruktiv verhält. Er ist ein bewusst handelndes Individuum, das sein Leben nach dem Ziel der Selbstverwirklichung gestaltet. Für Abraham Maslow ist die Selbstverwirklichung das grundlegende Motiv des Menschen. Da die Bedürfnispyramide die Entwicklung der Experientiellen Reittherapie beeinflusst hat, soll sie hier kurz vorgestellt werden.

1.1 Maslow´s Bedürfnispyramide

Maslow entwickelte eine Bedürfnispyramide, um den Antrieb und die Motivationen von Menschen zu beschreiben. Nach Maslow gibt es im Menschen unterschiedliche Bedürfnisse, die sich hierarchisch ordnen lassen[10].

Bedürfnis
nach

Transzendenz
Spirituelle Bedürfnisse

Selbstverwirklichung
Ausschöpfung des eigenen Potentials

Geltung- und Wertschätzung
Stärke, Kompetenz, Anerkennung, Selbstwert

Zugehörigkeit/soziale Beziehungen
Bindung, Lieben und Geliebt werden

Sicherheit
Angstfreiheit, Ruhe, Schutz, Stabilität

Physiologische Bedürfnisse
z.B. Essen, Trinken, Schlaf, Sexualität

[9] Carver & Scheier 1998, S. 401   [10] Vgl. Maslow, 1981

Dabei beschreibt Maslow die unteren Bedürfnisse als **Mangelbedürfnisse**. Sie machen sich bemerkbar, wenn sie nicht befriedigt sind. Wer ausgeschlafen ist, hat kein Schlafbedürfnis mehr. Dagegen spüren müde gewordene Menschen ein starkes Bedürfnis nach Ruhe und Schlaf.

Die Bedürfnisse im oberen Teil der Pyramide nennt Maslow Wachstumsbedürfnisse. Hier geht es um das seelische und geistige Wachstum, um Selbstverwirklichung und Transzendenz.

Die hierarische Ordnung beschreibt, dass zunächst die Bedürfnisse der jeweils unteren Stufe befriedigt sein müssen, um Bedürfnisse höherer Stufen befriedigen zu können. Das heißt, wenn Menschen nichts zu essen haben, werden sie kaum darüber nachdenken, wie sie ihr Selbstwertgefühl steigern können, da zunächst die Nahrungsbeschaffung im Vordergrund steht.

In dem Bedürfnis-Konzept von Maslow ist auch der dynamische Wachstumsaspekt der humanistischen Psychologie enthalten. Wenn ein Bedürfnis der unteren Ebene gestillt ist, drängt es den Menschen danach, ein weiteres Bedürfnis der nächsthöheren Ebene zu befriedigen. Dies bedeutet auch, dass die Wahrnehmung und Befriedigung unserer Bedürfnisse uns antreibt, zu handeln. Es gibt keinen Stillstand bis zur Erfüllung der transzendenten Bedürfnisse. Wie es Augustinus schon formulierte: *„Unruhig ist unser Herz bis es ruht in dir"* [11].

Auf der Grundlage des Konzeptes der Humanistischen Psychologie entwickelte Carl Rogers (1902 – 1987) die Klientenzentrierte Psychotherapie.

1.2 Der Klientenzentrierte Ansatz von Rogers

Carl Ransom Rogers, ein Vertreter der Humanistischen Psychologie, gilt als Begründer der Klientenzentrierten (client-centered) Psychotherapie. Im deutschen Sprachraum wurde dieser Ansatz von Prof. Reinhard Tausch und seiner Frau Anne-Marie[12] unter dem Begriff „Gesprächspsychotherapie" eingeführt.

> *Nicht da ist man daheim,*
> *wo man seinen Wohnsitz hat,*
> *sondern wo man verstanden wird.*
> Christian Morgenstern

[11] Augustinus Bekenntnisse II/4   [12] Vgl. dazu R. Tausch & A.-M. Tausch, 1990

Nach Rogers (1983) ist der Mensch von Natur aus gut, wertvoll und in seinem Erleben grundsätzlich zugänglich. Er hat in sich die Tendenz, sich zum Positiven hin zu entwickeln (ist: „aktualisierende Tendenz", Wachstumspotential). Diese Tendenz sorgt für die Weiterentwicklung und Reifung der Persönlichkeit, wenn günstige äußere Bedingungen gegeben sind. So betont Rogers:

> "Ich habe kein euphorisches Bild von der menschlichen Natur. Ich weiß, dass Individuen aus Abwehr und innerer Angst sich unglaublich grausam, destruktiv, unreif, regressiv, unsozial und schädlich verhalten können. Es ist dennoch einer der erfrischendsten und belebendsten Aspekte meiner Erfahrung, mit solchen Individuen zu arbeiten und die starken, positiven Richtungsneigungen zu entdecken, die sich auf den tiefsten Ebenen bei ihnen wie bei uns allen finden" [13].

Es ist das Ziel der Klientenzentrierten Psychotherapie, die Klienten dabei zu unterstützen, Autonomie, Selbstakzeptanz und Selbstachtung zu entwickeln. Dadurch soll ein gesundes Menschsein möglich werden. Die Arbeitsweise dieser Methode ist nicht direktiv/nicht steuernd, sondern klientenzentriert. Rogers erklärte das so:

> „Wenn ich vermeide, mich einzumischen, sorgen die Menschen für sich selbst. Wenn ich vermeide, Anweisungen zu geben, finden die Menschen selber das rechte Verhalten. Wenn ich vermeide, sie zu beeinflussen, werden die Menschen sie selbst." [14]

Rogers ging davon aus, dass in einer Beziehung zu einem Menschen das Wachstumspotential des Menschen freigesetzt werden kann. Deshalb möchte der Therapeut in der Begegnung zwischen ihm und dem Klienten, eine Beziehung herstellen, die dieses Potential fördert: die „therapeutische Beziehung", die heute von den meisten Therapierichtungen als ein zentrales und wirksames Element des therapeutischen Handelns erkannt wird. Nach Rogers ist es die therapeutische Beziehung, die den Erfolg einer Therapie bestimmt. Er schreibt:

> Die „Beschaffenheit der persönlichen Begegnung" [15] ist das Element, das bestimmt „bis zu welchem Grad es zu einem Erleben kommt, das Entwicklungen freisetzt und Wachstum fördert" [16].

[13] Rogers 1973, S. 42   [14] Ebd., S. 75   [15] Rogers 1983, S. 211   [16] Ebd., S. 212

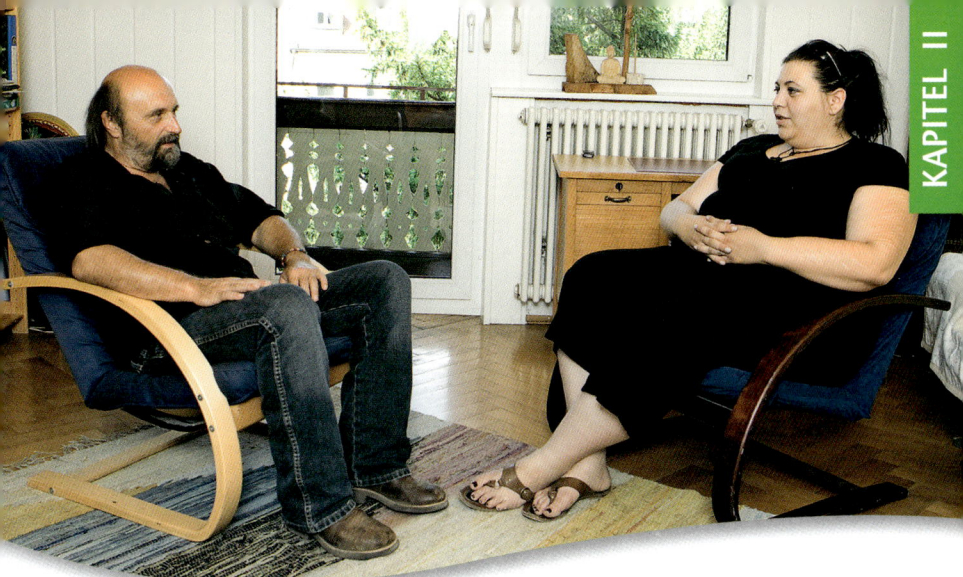

Für Rogers ist die Art der Begegnung zentrales Moment des therapeutischen Prozesses. Der therapeutische Erfolg hängt also von bestimmten Einstellungen des Therapeuten ab, die dem Klienten vermittelt und von ihm wahrgenommen werden müssen. Erst wenn der Therapeut den einzelnen Menschen als einzigartig und wertvoll erkennt, „ist er fähig, wirkliche Anteilnahme zu spüren"[17] und hat das Bedürfnis, den Klienten zu verstehen. Diese Einstellungen, die so genannten Basisvariablen nach Rogers, sind:

① **Echtheit oder Kongruenz des Therapeuten**

② **Positive Wertschätzung/Bedingungsfreies Akzeptieren des Klienten**

③ **Einfühlendes Verstehen des Klienten/Empathie**

Da diese Basisvariablen so grundlegend für den therapeutischen Prozess sind, sollen sie hier erläutert werden.

① **Echtheit/Kongruenz**

Um ihren Klienten wirklich helfen zu können, dürfen sich Therapeuten nicht hinter Fassaden oder Masken verbergen. Sie sollen bewusst wahrnehmen, was sie selbst empfinden und erleben. Nur so können sie ihre Wahrnehmungen den Klienten vermitteln, wenn dies im Sinne der Therapie angebracht ist.

[17] Rogers 1983, S. 223

Therapeuten, die zu ihren Gefühlen und Überzeugungen stehen, können direkte personale Beziehungen zu ihren Klienten aufbauen. Es kommt zu Begegnungen von Person zu Person. Carl Rogers stellte die Hypothese auf, dass Klienten umso leichter die angebotenen Hilfen zur Heilung annehmen können, je echter und authentischer der Therapeut ist. Diese Hypothese konnte er bei seiner klinischen Arbeit mit schizophrenen Patienten bestätigen. Diese Personen erlebte er als unmotiviert und widerstrebend. Er stellte fest, dass seine Arbeit dann am erfolgreichsten war, wenn er sich selbst als empfindende Person einbrachte. Doch bei dieser Grundhaltung gibt es auch einige Herausforderungen.

Es ist für Therapeuten nicht leicht, durch und durch echt zu werden. Sie müssen sich selbst auf den Weg machen und sich sehr genau kennen lernen. Sie müssen lernen, dem eigenen Erleben und Wahrnehmen zu vertrauen wie einem Fluss, der ein Boot sicher trägt. Authentizität kann entwickelt werden, indem man sich selbst erforscht, kennenlernt und annimmt.

Echtheit erfordert vom Therapeuten, völlig mit den Veränderungen seines eigenen Erlebens vertraut zu sein, die vielschichtig und in ständigem Wandel sind. Wie werden Therapiegespräche so gestaltet, dass die Klienten Erkenntnisse gewinnen, die ihnen weiter helfen? Der Therapeut muss sehr genau darauf achten, ob die Aussagen des Klienten noch zu „seinem Thema" gehören oder ob er ausweicht.

Für einen positiven Gesprächsverlauf ist es erforderlich, die Einstellungen, die dem Therapeuten vordergründig erscheinen, zu äußern. Wenn eine gute therapeutische Beziehung aufgebaut ist und eine symmetrische und stabile Begegnung von Mensch zu Mensch möglich ist, kann der Therapeut auch seine negativen Gefühle ausdrücken. Darin besteht die Möglichkeit einer vertieften Beziehung, denn durch diese Mitteilung ändert sich die Empfindung des Therapeuten. Vermutlich ist er dadurch weiter bemüht, die Reaktion des Klienten zu erfahren. So erhält der Therapeut ihm gegenüber eine neue Sensibilität und wird ihm von Neuem einfühlendes Verstehen entgegenbringen. Durch das offene und ehrliche Verhalten des Therapeuten wird auch der Klient wahrscheinlich mehr Kongruenz zeigen. So entsteht „eine echte personale Beziehung zwischen zwei unvollkommenen Menschen" [18].

Selbstverständlich soll der Therapeut den Klienten nicht mit all seinen Problemen und Empfindungen belasten. Er soll aber die Gefühle, die er erlebt, nicht vor sich selbst verleugnen und auch die Gefühle, die immer wieder auftauchen, akzeptieren und äußern. Dies kennzeichnet ein reales Zugegensein des Beraters, „das tief und aufrichtig ist und nicht an der Oberfläche bleibt"[19].

> ② **Positive Wertschätzung/Bedingungsfreies Akzeptieren des Klienten**

Die zweite Grundhaltung des Therapeuten ist die positive Wertschätzung des Klienten. Es ist förderlich für den therapeutischen Prozess, wenn der Therapeut seinem Klienten tiefe und echte Zuwendung entgegenbringt und diese auch äußert. Ist diese Zuwendung frei von „Beurteilungen und Bewertungen der Gedanken, Gefühle und Verhaltensweisen des Klienten"[20], kann man dies als „bedingungsfreies Akzeptieren" bezeichnen. Der Therapeut sollte also nicht bestimmte Empfindungen gegenüber dem Klienten akzeptieren und andere ablehnen. Der Therapeut schätzt den Klienten, weil er ihn vollkommen und nicht nur unter bestimmen Bedingungen akzeptiert. Er begegnet ihm mit Achtung, frei von Einschränkungen und Urteilen, so wie Eltern ihr Kind unabhängig von seinem Verhalten schätzen. Der Therapeut sieht sein Gegenüber als einen Menschen voller Möglichkeiten. Egal, ob der Klient von „defensiven, feindseligen, negativen oder schmerzlichen Gefühlen"[21] spricht oder von liebevollen und positiven: Der Therapeut akzeptiert beide Arten der Äußerungen. Dem Klienten wird geglaubt was er sagt und er wird angenommen, so wie er sich mitteilt. Je ausgeprägter der Therapeut diese akzeptierende und positive Haltung gegenüber dem Klienten einnimmt, um so eher kann eine Weiterentwicklung eintreten. Anders als in anderen therapeutischen Verfahren hegt bei der Klientenzentrierten Therapie der Berater keinen Verdacht, dass der Klient in Wirklichkeit ganz anders ist. Durch diese „leicht-gläubige Haltung"[22] kann der Klient besser Vertrauen fassen und festigen. Aus diesem Vertrauen heraus kann er falsche Haltungen und Äußerungen korrigieren.

Zu solcher emotionaler Zuwendung ist der Therapeut erst dann imstande, wenn er selbst seinen Klienten innerlich so akzeptieren kann, wie er ist – nämlich oftmals eine „defensive, verletzliche, innerlich zerrissene Person"[23]. Dabei ist aber zu beachten, dass gerade diese Menschen Wachstumsmöglichkeiten in sich tragen.

Die Zuwendung des Therapeuten zeigten sich normalerweise in seinem allgemeinen Verhalten, durch seinen Tonfall und durch seine

[19] Rogers 1983, S. 215 [20] Ebd., S. 27 [21] Ebd. [22] Ebd., S. 28 [23] Ebd., S. 83

Körpersprache. Unter Umständen kann es auch sinnvoll und notwendig sein, dem Klienten die Zuwendung durch direkte verbale Äußerungen oder auch Berührungen mitzuteilen, so dass der Klient spürt:
„Ich werde so angenommen, wie ich bin".

③ Einfühlendes Verstehen/Empathie

Als dritte Bedingung der therapeutischen Arbeit wird die Empathie genannt. Der Therapeut zeichnet sich durch die Fähigkeit aus, „die Erlebnisse und Gefühle des Klienten und deren persönliche Bedeutung präzise und sensibel zu erfassen"[24]. Er sollte die innere Welt des Klienten verspüren, als ob sie seine Eigene wäre – das ist Empathie. Für eine wachstumsfördernde Beziehung ist es wichtig, mehr als nur den Wortsinn der Mitteilung des Klienten zu erfassen. Ein solches Verstehen äußert sich im Idealfall durch kommentierende Bemerkungen, die auch kaum bewußte Bedeutungsgehalte im Erleben des Klienten ansprechen. Durch diese Mitteilung kann der Klient lernen, sich selber besser zu verstehen und sich seines aktuellen Erlebens besser bewusst werden. Ist der Therapeut sehr sensibel und fähig die „am Rande der Gewahrwerdung auftauchenden Sinngehalte"[25] zu erfassen, kann er dem Klienten wirklich helfen „in der Erkundung der unbekannten Aspekte seines Wesens ein Stück weiterzukommen"[26]. So umfassend verstanden und akzeptiert zu werden, ist für jeden Menschen ein sehr bestärkendes Erlebnis. Dadurch kann das Vertrauen wachsen, das der Klient in das eigene Selbstbild gewinnt. Sich von einem anderen Menschen verstanden zu wissen ist eine Erfahrung, welche die Entwicklung sehr fördert. So dient dieses Verstehen des Therapeuten also keiner diagnostischen oder therapeutischen Interpretation, sondern ausschließlich der Förderung der menschlichen Entwicklung.

Auch wenn es nicht gelingt, den Klienten vollständig zu verstehen, kann schon die reine Absicht einiges ausrichten. Durch die Erfahrung, dass jemand versucht, seine wirren und unsicheren Aussagen zu verstehen, wird der Klient ermutigt, mehr von sich mitzuteilen. Dadurch kann er gleichzeitig erkennen, was seine Gefühle und Ansichten für den Therapeuten bedeuten. Es wird ihm deutlich, dass auch er als Person von Bedeutung ist.

Am erfolgreichsten ist eine Therapie nach Rogers dann, „wenn alle drei Bedingungen in hohem Maß erfüllt werden"[27].

[24] Rogers 1983, S. 23   [25] Ebd.   [26] Ebd., S. 25   [27] Ebd., S. 23

Eine Weiterentwicklung der Klientenzentrierten Therapie nach Rogers erfolgte durch seinen Schüler Eugene Gendlin.

1.3 Der Experientielle Ansatz nach Gendlin und das Focusing

1.3.1 Der Experientielle Ansatz nach Gendlin

Eugene Gendlin, 1926 in Wien als Sohn jüdischer Eltern geboren, floh 1938 mit seiner Familie aus Angst vor nationalsozialistischen Verfolgungen in die USA. Dort studierte er Philosophie und Psychologie und arbeitete anschließend an vielen Forschungsarbeiten von Rogers mit. Daraufhin begann er auch selbst mit Klienten zu arbeiten. Er untersuchte unter anderem die Wirksamkeit von Therapien und suchte nach Verbesserungsmöglichkeiten. Dazu analysierte er Tonbänder von den Therapiesitzungen.

Anschließend wurden jeweils die Therapeuten und die Klienten befragt, ob und wie erfolgreich die Therapie gewesen ist. Weiterhin wurden psychologische Tests eingesetzt, die positive Veränderungen bestimmen sollten. Was unterschied erfolglose und erfolgreiche Therapien voneinander?

Gendlin und Kollegen fanden heraus, dass weder die angewandten Methoden noch die vom Klienten bearbeiteten Themen ein Vorhersagekriterium für den Erfolg der Therapie waren, sondern die Art und Weise, wie der Klient mit seinem Erleben in Beziehung ist[28].

Er beobachtete, dass bei größeren Persönlichkeitsveränderungen intensive, emotionale, „innerlich gefühlte" Geschehnisse eintreten. Er nannte dies „Feeling Process". Dabei ist die Person gefühlsmäßig engagiert und berichtet weniger rational oder intellektualisiert.

Daneben betonte auch Gendlin die Bedeutung der Beziehung zu einer anderen Person, beispielsweise zum Therapeuten. Der Therapeut kann dem Klienten (z.B. anhand der Realisierung der Basisvariablen) helfen, mit seinem inneren Erleben in Kontakt zu kommen und diese neue Verbindung aufrecht zu erhalten.

Dieses Erleben des Klienten steht im Zentrum der Experientiellen, d.h. Erlebensorientierten Therapie (im englischen: Experiencing). Für Gendlin ist das Erleben ein fortlaufender Prozess des Fühlens und Spürens.

---

[28] Vgl. Weiser Cornell, 2002; Wiltschko, 2002; Engel, 2004

Experiencing kann als *„das konkrete, im Augenblick vor sich gehende, gefühlsmäßige Erleben des Individuums"* bezeichnet werden. *„Die Aufmerksamkeit richtet sich dabei auf einen gefühlten Erlebnisgegenstand, der nicht unbedingt verbal zu fassen sein muss, der aber in seiner Bedeutung zumindest ansatzweise erahnt, körperlich empfunden oder körperlich wahrgenommen wird."* [29]

In der Experiencing-Theorie kommt dem Körper bzw. dem Erleben mit dem Körper eine besondere Bedeutung zu. Gendlin betrachtet den Körper als in ständiger Wechselwirkung mit der Umwelt stehend. Abhängig von einer Situation nimmt eine Person ihren Körper auch unterschiedlich wahr. Mit ihrem Körper kann eine Person Situationen spüren und auch so die Welt erfahren. Das, was innerlich wahrgenommen wird, wird Erleben genannt. Den Ort des Erlebens sieht Gendlin im Körper. Dieses Erleben („Experiencing") geschieht als eine Reihe von Empfindungen und Gefühlen, die keinen Begriffen oder Konzepten zugeordnet sind, für die es also keine Begriffe gibt. Gendlin spricht hier von sogenannten „impliziten Bedeutungen".

Auf diese „impliziten Bedeutungen" kann sich die Person beziehen. Das, was sie dann fühlt, ist der sogenannte *„Felt Sense"* (früher „Felt Meaning"). Dieser Felt Sense oder auch „gefühlte Bedeutung" genannt, ist so etwas wie ein Körpergefühl zu einem Thema, das mehr Informationen geben kann als bloßes Nachdenken.

Felt Sense ist ein Kunstwort. Es bezeichnet das, was mit Sprache allein nicht genügend beschrieben werden kann. Wenn beispielsweise ein Klient in seiner Therapie alles verbal ausgedrückt hat und keine weiteren Worte mehr hat, aber sein Problem dennoch weiter besteht, dann ist dieses Gefühl, was noch „da" ist, der Felt Sense.

Für Gendlin ist der Felt Sense eine Art inneres körperliches Bewusstsein. Feuerstein (2000) sieht den Felt Sense als eine Randzone zwischen Bewusstem und Unbewusstem. Der Felt Sense stellt sich als eine körperliche Empfindung eines Problems, einer Sorge oder einer bestimmten Situation dar. Hinter diesem Körpergefühl steht immer eine bestimmte Bedeutung, die erfasst werden muss.

Vielen Menschen fällt es schwer, sich auf diese impliziten Bedeutungen zu beziehen und den Felt Sense wahrzunehmen. Und das kann zum Problem werden: Nach Gendlin sind die Ursachen für psychische Störungen eingefahrene und verfestigte Erfahrungskontexte und Erlebensweisen. Das bedeutet für ihn, dass der Klient nicht fähig ist,

---

[29] Bense 1977, S. 23

bestimmte „implizite" Bedeutungsgehalte eines Erlebensgegenstandes zu spüren und mit ihnen mitzuschwingen oder zu arbeiten. So sieht er die „Verflüssigung" oder ein „Wieder-in-Gang-Setzen" verfestigter Erlebensweisen als notwendig für den Erfolg einer Therapie an. Das heißt, dass es nicht das Ziel einer Therapie sein darf, nur bestimmte Themen durchzuarbeiten, sondern den Klienten zu befähigen, Dinge unterschiedlich zu erleben und auf das eigene Erleben zu achten. Es muss wieder Flexibilität im Erleben und Verhalten ermöglicht werden. Ziel einer entsprechenden Therapie sollte sein, den Klienten zu befähigen immer wieder einen bewussten und intensiven Kontakt mit seinem inneren Erleben herzustellen, damit er im Einklang mit seinem Erleben Entscheidungen treffen kann[30].

Der Prozess der Bezugnahme auf das innere Erleben wird *„Focusing"* genannt und soll nun erläutert werden.

1.3.2 Konzept des Focusing

Das Wort „focus" (lateinisch) heißt übersetzt „Brennpunkt". So kann Focusing in diesem Kontext bedeuten, das eigene Fühlen in den Brennpunkt zu stellen.

Gendlin bezeichnet Focusing als *„die Zeit, in der man mit etwas ist, das man körperlich spürt, ohne zu wissen, was es ist"* [31].

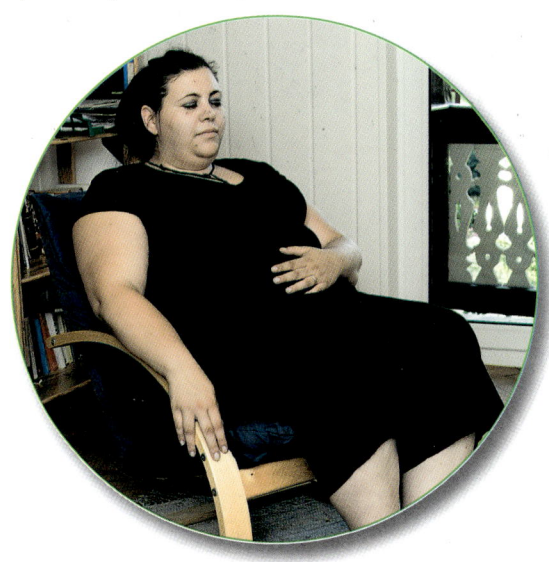

30 Vgl. Esser, 1983   31 Gendlin & Wiltschko 1999, S. 11

Im Focusing bezieht sich die Person auf die impliziten oder auch gefühlten Bedeutungen, die ihr noch diffus und begriffslos erscheinen, indem sie sich in ihr inneres Erleben vertieft und mit diesem achtsam und absichtslos verweilt.

Das Wahrgenommene – der Felt Sense – besteht aus den impliziten Bedeutungen, die im Focusingprozess „expliziert", verdeutlicht werden. Damit wird ihnen eine Bedeutung zugeordnet.

Focusing ist also die Zeit, in der eine Person ein Thema oder Problem wählt, sich dabei auf ihr inneres Erleben bezieht und einen Felt Sense im Körper entstehen lässt. Aus diesem Felt Sense können sich Bedeutungsinhalte entfalten. Das Entfalten geschieht in Schritten, in dem durch jeden weiteren Entfaltungsschritt die Person an Erkenntnis gewinnen und sich damit auch die Gesamtbefindlichkeit verändern und ein gewisses körperliches Wohlbefinden spürbar werden kann. So kann der Focusingprozess als „Motor persönlicher Veränderungsprozesse" gesehen werden[32].

Focusing ist also eine grundlegende Methode, die Menschen hilft:

- mit sich selbst in Kontakt zu treten
- auf sich selbst zu hören
- den Kontakt zwischen Denken und Fühlen herzustellen
- sich auf die unbewusste/vorbewusste Seite des Erlebens als eine gefühlte Qualität („gefühlte Bedeutung") direkt zu beziehen
- das Gefühl für „richtig/falsch" zu entwickeln und ernst zu nehmen

Der Focusing-Begleiter kann andere Menschen dabei unterstützen, belastende Erlebnisse und Umstände konstruktiv zu lösen und dabei wertvolle Selbsterkenntnisse zu gewinnen.

Damit die Methode des Focusing lehr- und lernbar wird, entwickelte Gendlin ein Sechs-Schritte-Modell, welches aufzeigt, wie der Focusingprozess bei einer Person ablaufen kann. Von zentraler Bedeutung ist dabei der oben beschriebene Felt Sense. Dieses zunächst unklare, verwickelte Gefühl im Körper bekommt durch den Focusingprozess eine Bedeutung zugeschrieben. Dieses Modell und weitere Übungen zur Anwendung des Focusing werden im praktischen Teil erläutert (S. 61).

[32] Wilschko 2003a, S. 118

Ein Gefühl ist wie ein Kind, ...

Ein Gefühl ist wie ein Kind,
das in uns lebt und weint und lacht,
Hunger hat und bemerkt sein will.
Wer zu seinem Gefühl zu oft sagt:
Sei still,
ich habe jetzt keine Zeit für dich –
dessen inneres Kind sitzt eines Tages
in einer vergessenen Ecke und trauert,
wird krank und verkümmert.

Mit Gefühlen soll man umgehen,
wie man mit einem Kind umgeht.
Man sieht ihm freundlich zu und aufmerksam.
Man hört, was es klagt,
man leidet mit ihm, wenn es leidet.
Denn Gefühle sind die lebendigsten Kräfte in uns,
und keine andere Kraft in uns
bringt so Lebendiges hervor.

Ein Kind hat auch Wünsche,
berechtigte, gute, schöne,
die nicht zu erfüllen sind.
Dann nehmen wir es auf den Arm
und sind mit ihm traurig.

Aber wir schicken es nicht weg.
Ein Kind kann verstehen,
dass es nicht alles haben kann.
Aber lieben muss man es,
ihm Mut geben und Fröhlichkeit,
und Raum, seine Kräfte zu regen.*

---

* Zink, Jörg (2005): Was bleibt, stiften die Liebenden
 (S. 17f.) Stuttgart: Kreuz Verlag

III Die Experientielle Reittherapie in der Praxis

1. Entwicklung der Experientiellen Reittherapie

Die Entwicklung der experientiellen Reittherapie geht auf eine ganz konkrete Erfahrung zurück. Während meiner (K.S.) Ausbildung zum Focusingbegleiter am Focusingzentrum in Karlsruhe waren meine beiden jugendlichen Töchter begeisterte Reiterinnen.

Beide hatten den Wunsch, dass auch ihr Vater reiten lernt. Als „netter" Vater war ich spontan dazu bereit, hatte dabei aber übersehen, dass ich vor großen Pferden Angst und Respekt hatte. Es kam zu verschiedenen Versuchen mit Pferden unterschiedlicherer Größe, die mich jedoch im wahrsten Sinne des Wortes auf den Boden meiner Ängste zurückwarfen. Insbesondere das Erlebnis mit der Schimmelstute „Sonja" ist noch in bleibender Erinnerung. Als dieses Pferd im Roundpen mit mir wild umher galoppierte, erinnerte ich mich an das Focusing.

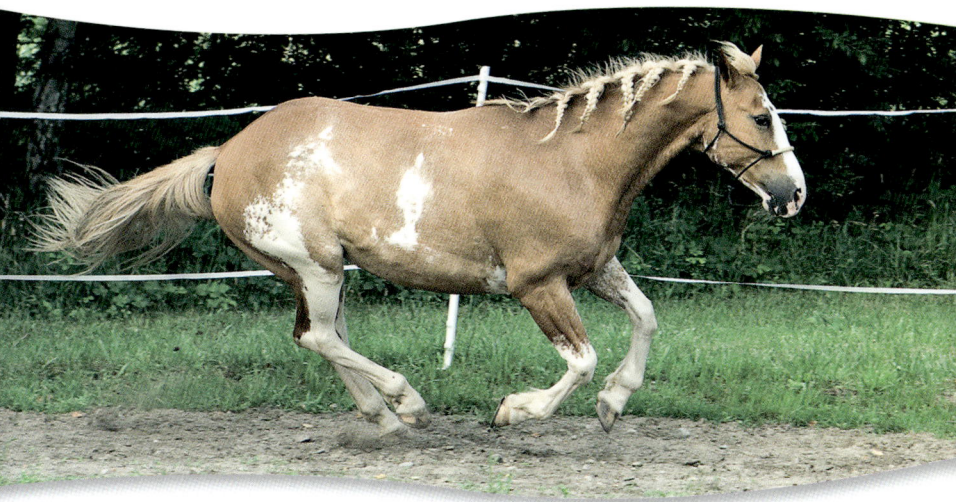

Zu diesem Zeitpunkt war ich allerdings noch weit davon entfernt, auf einem Pferd in einen Focusingprozess gehen zu können. Doch das Erlebnis saß so tief, dass ich eine Kollegin aus meiner Ausbildungsgruppe bat, im Rahmen einer Focusingsitzung das Erlebte zu ver- und bearbeiten. In dieser Sitzung geschah dann Erstaunliches: Ich kam durch diese Angst hindurch an die Empfindungen und die Bedürfnisse, die damit verbunden sind, mit meinen Töchtern gemeinsam auszureiten.

Es blieb eine zentrale und wichtige Erkenntnis: Ein prägendes Erlebnis muss sich nicht endlos wiederholen. Wenn ich mit der Focusing-Methode meine inneren Räume spürend neu entdecke, eröffnen sich viele Möglichkeiten, mit denen ich festgefahrene Situationen lösen und neu gestalten kann.

Durch dieses Erlebnis erlebte ich selbst, wie wirksam das Focusing ist. So gestaltete ich meine eigene Reiterausbildung von innen heraus auf neue Weise. Bevor ich auf mein Pferd stieg, nahm ich mit meinem inneren Erleben Kontakt auf. Was ich dort fand, nahm ich mit in den Sattel. Allmählich lernte ich, mich in dieser Focusing-Haltung auch auf dem Pferd zu bewegen. Mein Pferd Randy war dabei ein wunderbarer Partner und Begleiter. Er reagierte sehr sensibel und spiegelte eindeutig, was mich in meinem Inneren bewegte. Aus diesen ersten Schritten heraus entstand über viele Jahre hinweg eine „tragfähige" Beziehung. *Über das Spüren lernte ich zu reiten!*

Dann wurde der Gedanke geboren: Was mir hilft, kann auch anderen Menschen helfen.

Dies war die Geburtsstunde der Experientiellen Reittherapie. Sie wurde im Laufe der Jahre entwickelt und verfeinert. Seit 1995 lehren wir diese Methode am *IFERT*, dem Institut für Experientielles Reiten und Therapie.

Was ist an dieser Methode besonders? Wie unterscheidet sie sich von anderen reittherapeutischen Ansätzen?

Ein wesentliches Unterscheidungsmerkmal ist in dem Begriff *„Experientiell"* verankert, der *„Erleben"* bedeutet. Damit ist gemeint, dass das Erleben des Klienten, des Therapiepferdes und des Therapeuten im Mittelpunkt des Therapiegeschehens steht.

Ein kleines Beispiel soll dies verdeutlichen. Ein Kind hat Angst, will aber reiten. Die Angst hindert es jedoch daran. Verhaltenstherapeutisch angegangen würde man eine Expositionsbehandlung machen, in dem man mit therapeutischer Begleitung und nach entsprechender Vorbereitung das Kind dazu anhalten wird, die Angst auf dem Pferd so lange auszuhalten, bis sie nachlässt. So kann das Kind die Erfahrung machen, dass die Angst sich verringern kann, wenn es sie lange genug aushält. Dies wird so oft wiederholt bis keine Angst mehr vorhanden ist. Durch Entspannungsübungen kann das Kind vorbereitet werden. Dabei soll es sich vorstellen, auf dem Pferd zu sitzen.

Im Experientiellen Ansatz greifen wir auf, wie diese Angst erlebt wird. Das Kind wird ermutigt, die Angst zu spüren und mit auf das Pferd zu nehmen. Jegliche Bewegung des Pferdes wird nun als Spiegel dieser Ängste betrachtet und begrüßt. Dabei beobachten wir das Phänomen, dass das bisher ängstliche Kind auch Anteile in sich entdeckt, die es trösten und schützen, die geduldig sind und darum nicht drängen, werten oder fordern.

Dadurch entsteht ein offener Raum in den hinein sich das Kind bewegt, um alle seine wahrgenommenen und erspürten Anteile der Persönlichkeit in sich aufzunehmen. Es übernimmt dafür die Verantwortung und wird bereit, sich weiter zu verändern. Auch beim Pferd sind interessante Beobachtungen zu machen. Es reagiert in den meisten Fällen klar und eindeutig auf die inneren Erlebnisse des Kindes und unterstützt es mit seinem Verhalten.

> *„Nicht weil die Dinge schwer sind, wagen wir es nicht, sie zu tun. Sondern weil wir sie nicht wagen, sind sie schwer."*

Soweit ein erster Einblick in das Konzept der Experientiellen Reittherapie. Die Entwicklung ging jedoch noch weiter: Fast parallel zu meiner Focusingausbildung arbeitete ich in einem Hospiz für AIDS-Patienten und sah mich in dieser Zeit mit dem Thema des Sterbens und der Sterbebegleitung konfrontiert. Die Arbeit mit den Schwerkranken und Sterbenden basierte im Wesentlichen auf den Erfahrungen und Konzepten der Sterbeforscherin Kübler-Ross[33]. Ihr Konzept der Sterbebegleitung gründet vorwiegend auf der Beobachtung, dass es unterschiedliche Erlebensbereiche gibt, die in der Sterbephase von dem Patienten selbst, aber auch von seinen Angehörigen und vom Pflegepersonal, ein Höchstmaß an Aufmerksamkeit bekommen müssen.

---

[33] Vgl. dazu z.B. Kübler-Ross, 2004

Während meiner Hospizarbeit begleiteten wir Schwerstkranke und Sterbende nach dem Modell der Vier-Quadranten:

- **Körperliche Ebene**
- **Soziale Ebene**
- **Emotionale Ebene**
- **Spirituelle Ebene**

Wir beobachteten, dass es uns Menschen leichter fällt loszulassen, wenn sich in allen diesen Ebenen ein Höchstmaß an Klarheit einstellen darf. Aufgabe des Sterbegleiters ist es, den Sterbenden und seine Angehörigen darin zu unterstützen, diese Klarheit zu entwickeln. Sie geht sogar davon aus, dass würdevolles Sterben schwierig ist, wenn diese Klarheit nicht entwickelt wurde. Dazu ein Beispiel: Einem Patienten mit extrem starken Schmerzen fällt es schwer, soziale Beziehungen aufrecht zu erhalten, sich seiner Gefühle, Ängste und spirituellen Bedürfnissen anzunehmen. Darum ist es wichtig, auf der körperlichen Ebene sich zunächst dem Thema „Schmerz" zu widmen. Erst wenn eine gute Schmerztherapie geleistet wird, ist genügend Energie und Freiraum vorhanden, sich den sozialen Beziehungen zu widmen.

Wir wendeten entsprechend den Vier-Quadranten unterschiedliche Methoden an, um die sterbenden Menschen zu unterstützen. Für die körperlichen Bedürfnisse können Massagen angewendet werden, für die seelischen Aspekte Gesprächstherapie, oder Meditation für die spirituellen Veränderungen.

Bei dieser Arbeit fiel mir die Analogie zu Maslow und den von ihm beschriebenen hierarchischen Bedürfnissen auf. Selbst bei Sterbenden ist nach der Befriedigung eines Bedürfnisses kein Stillstand zu beobachten. Auch in der letzten Phase des Lebens war für mich eine innere Kraft, eine Dynamik, die nach Wachstum strebt, zu beobachten.

Mir fiel auf, dass in diesen Konzepten von Maslow und Kübler-Ross ein sehr großes Potential für therapeutisches Handeln liegt. Meine Idee war nun: Was für Sterbende hilfreich ist, kann auch für die Lebenden eine gute Hilfestellung sein. Da selbst im Sterbeprozess das Wachstumsbedürfnis deutlich wird, ist es sinnvoll schon früh damit anzufangen, diese Bedürfnisse wahrzunehmen und zu befriedigen.

So wuchs in mir die Idee, diese Konzepte in die Experientielle Reittherapie zu übertragen und in den Therapien entsprechend den vier

Erlebensfeldern vorzugehen. Dabei steht die Erkenntnis von Maslow im Hintergrund, dass durch die dynamischen Kräfte im Menschen eine Bewegung von Feld zu Feld stattfindet, sobald der Konflikt in einem Feld gelöst wurde. Wir unterscheiden im therapeutischen Geschehen vier Erlebensfelder, auch Quadranten genannt. Zur Einteilung der Reihenfolge der einzelnen Erlebensfelder verwenden wir die Analogie einer Uhr.

Wie bei einer Uhr sich das erste Viertel von 0 bis 3 Uhr befindet, so steht das erste Erlebensfeld, das körperliche Erleben, im Quadranten oben rechts. Es folgt im Uhrzeigersinn der soziale Quadrant unten rechts, dann das psychisch-emotionale Erleben unten links und schließlich das sinn- und identitätsstiftende Erleben oben links. Diese Analogie ist auch ein Hinweis darauf, dass der therapeutische Prozess stets fortlaufend ist und sich bestimmte Themen kreisförmig wiederholen.

Die Uhr spiegelt uns den Zeitverlauf eines Tages wieder. Analog dazu sammeln wir in den verschiedenen Quadranten Tag für Tag neue Erlebnisse. Wenn wir uns bewegen, spüren wir unsere Bewegungen zunächst körperlich, was dem Erleben im körperlichen Quadranten entspricht. Begegnen wir anderen Menschen, wird das soziale Erlebensfeld berührt. Sind diese Begegnungen durch Angst oder Freude geprägt, betrifft dies unser psychisch-emotionales Erleben. Fragen wir uns: „Wo soll es mit mir hingehen? Was ist der Sinn meiner Mühen, meines Lebens?", dann stellen wir uns der sinn- und identitätsstiftenden Erlebensseite.

Das Vier-Quadranten-Modell

IV Identitätsstiftende Ebene	I Körperliche Ebene
III Psychisch-emotionale Ebene	II Soziale Ebene

Diesen Erlebensfelder entsprechend werden die Klienten in der Therapie nach ihren Besonderheiten und Phänomenen zunächst diagnostisch untersucht und anschließend nach einem an den Vier-Quadranten orientierten Behandlungsplan behandelt.

Hier ein erster Überblick über die vier Quadranten:

Körperlicher Quadrant

Im körperlichen Quadranten steht das körperliche Erleben des Klienten im Mittelpunkt der therapeutischen Interventionen. Abhängig davon, wie viele Themen im körperlichen Quadranten in Erscheinung treten, kann es sinnvoll sein, verschiedene körperliche Übungen anzubieten. Die körperlichen Aspekte bieten einen guten Einstieg in die Therapie, denn so ist der Klient nicht gleich gezwungen, seine Gefühle zu offenbaren.

Dies reicht von Entspannungsübungen, Konzentrationsübungen, Bewegungsübungen, Koordinationsübungen, klassische Übungen aus dem heilpädagogischen Voltigieren. Einige der Übungen werden im nachfolgenden Kapitel dargestellt und beschrieben. Doch sind auch die Kreativität und das Einfühlungsvermögen des Therapeuten gefragt.

Sozialer Quadrant

In diesem Quadranten sind alle Interaktionen bedeutsam, die im Rahmen der therapeutischen Beziehung bzw. mit der Beziehung Mensch-Tier-Mensch entstehen. Dementsprechend werden hier spezifische Übungen angeboten, durch die der Klient sein Verhalten in diesem Bereich reflektieren kann. Hier gibt es Methoden, die dem Klient die natürlichen Abläufe in der Kontaktaufnahme zum Pferd aufzeigen. Es können aber auch Übungen in der Bodenarbeit mit Pferden sein (z.B. das Tier füttern, pflegen etc.), da hier Gruppenprozesse eine Rolle spielen. Eine weitere Übung ist die Zusammenarbeit eines Klienten mit einem anderen Klienten auf dem Pferd.

Psychisch-emotionaler Quadrant

Im psychisch-emotionalen Quadranten werden Gefühle und die Erlebnisinhalte des Klienten auf dem Pferd betrachtet und reflektiert. Hierzu werden die Gesprächstechniken der Gesprächspsychotherapie und das Focusing angewendet.

Identitäts- und sinnstiftender Quadrant

Im vierten Quadranten geht es darum, sinn- und identitätsstiftende Elemente innerhalb des therapeutischen Geschehens herauszuarbeiten und dem Klienten auf ihm verständliche Weise zu vermitteln. Wesentlich ist dabei, dass der Therapeut den bisher gewohnten Rahmen erweitert und Möglichkeiten aufzeigt, in denen der Klient eigenständig und eigenverantwortlich mit dem Pferd umgehen kann. Hier sollen auch die Selbstexploration und Selbstverwirklichung des Klienten gefördert werden. Im Vordergrund steht dabei auch, mit den Ressourcen in Kontakt zu kommen; mit den Dingen, die der Klient bereits kann, die ihm Lebensperspektive geben. Hier sollen auch die persönlichen Wünsche und Bedürfnisse Raum finden.

Durch die entsprechenden Therapieangebote wollen wir erreichen, dass die Klienten mit ihren Bedürfnissen konfrontiert und so auf einen konstruktiven Weg gebracht werden. So können sie von einem zum nächsten Erlebnisfeld wechseln und weitere Erfahrungen sammeln. Durch diese konstruktive Auseinandersetzung mit den Erlebensfeldern, durch die Begegnung mit dem Therapeuten und die besondere Atmosphäre können die Klienten diese Erfahrungen auf ihr Leben übertragen. Sie lernen durch die Therapie, konstruktiv mit sich selbst umzugehen, ihren Bedürfnissen Raum zu geben und eigene Fertigkeiten zu entwickeln, um diese Bedürfnisse zu befriedigen. Das zentrale Ziel der Therapie ist, das Erleben und Verhalten in diesen vier Bereichen zu harmonisieren und balanciert auszudifferenzieren. Die einzelnen Bereiche werden so lange immer wieder bearbeitet, bis eine größtmögliche Klarheit erreicht ist.

Wenn auf allen vier Ebenen ein hohes Maß an Zufriedenheit und konstruktivem Gestalten und Erleben durch den Klienten möglich ist, ist der tiergestützte Teil eines übergreifenden Therapieprozesses abgeschlossen.

Die Experientielle Reittherapie ist von der Klientenzentrierten Gesprächspsychotherapie nach Rogers geprägt. Werden die drei wesentlichen Therapeutenvariablen Empathie, positive Wertschätzung und Kongruenz in der Therapie angewendet, kann sich die Persönlichkeit des Klienten konstruktiv verändern.

Das Konzept der Experientiellen Reittherapie ist demzufolge eine humanistische, klientzentrierte und erlebnisorientierte Therapieform. Die reiterische Orientierung bzw. die Hinwendung zum Pferd sollte stets diesem Therapiekonzept entsprechen. In der Verbindung von Psychotherapie und Reiten sollten diese Grundhaltungen erfahren und integriert werden. Beim Reiten geht es um das Gleichgewicht des Reiters und des Pferdes.

Dieses innere Gleichgewicht zu finden ist ein wichtiger Bestandteil des Therapiekonzeptes. Hilfreich dabei ist es, die inneren Prozesse durch Focusing bewusst wahrnehmen zu lernen und über die dabei gefühlten Erlebnisse zu sprechen.

Das Pferd bietet sich dabei als optimaler Therapiebegleiter an, da Mensch und Pferd die gleiche innere Tendenz haben, das eigene Gleichgewicht zu finden und ein Pferd nur selten gegen die eigene Natur handelt und in seiner Lebendigkeit klare Abläufe widerspiegelt. Die inneren Prozesse des Klienten bzw. die Therapieprozesse bilden sich in wechselseitiger Form von Pferd zu Klient oder Klient zu Pferd ab.

Zusammenfassend lässt sich festhalten, dass die Experientielle Reittherapie auf dem psychologischen Fundament der Humanistischen Psychologie mit Maslow´s Überlegungen zu den Bedürfnissen, dem Klientenzentrierten Ansatz nach Rogers und dem Experientiellen Ansatz nach Gendlin gründet. Hinzu kommen die Erfahrungen aus der Tiergestützten Psychotherapie.

Das Focusing als Experientielle Therapiemethode ist eine gute Möglichkeit, um die Themen der jeweiligen Erlebnisbereiche zu klären. Im Focussingprozess kann der Klient mit seinen dynamischen, nach vorne strebenden und wachstumsorientierten Kräften in Kontakt kommen. Darum verwenden wir Focusing als grundlegende Methode der Experientiellen Reittherapie.

Nachdem wir das theoretische Konzept des Focusing beschrieben haben, zeigen wir nun, wie es in der Praxis angewendet werden kann. Damit eigene Erfahrungen zu sammeln und sich das innere Erleben zugänglich zu machen, ist für die therapeutisch arbeitenden Leser eine wichtige Voraussetzung. Nur darüber ist es möglich, andere Menschen wirksam zu begleiten. Diese grundlegenden Erfahrungen im Focusing können natürlich auch ohne Pferd gewonnen werden.

2. Focusing praktisch anwenden

Das Schöne am Focusing ist, dass es jeder anwenden kann. Auch Menschen, die bisher wenig Kontakt zur ihrem inneren Erleben haben, können durch verschiedene Übungen lernen, sich ihre Gefühlswelt zu erschließen. Hinweise gibt Gendlin dazu in seinem Buch „Focusing" (1998a).

Soll Focusing aber im professionellen therapeutischen Bereich angewendet werden, ist eine fundierte Ausbildung notwendig, damit der Therapeut die entstehenden Prozesse gut und fürsorglich begleiten kann. Zudem sind dabei die grundlegenden Techniken der Klientenzentrierten bzw. Personenzentrierten Gesprächsführung notwendig. Eine „Lern- und Praxisanleitung für psychosoziale Berufe" der Klientenzentrierten Gesprächsführung bietet Sabine Weinberger in ihrem gleichnamigen Buch (2004).

2.1 Ein Einstieg ins Focusing

Mit ihrem Buch „Focusing – der Stimme des Körpers folgen" bietet Ann Weiser-Cornell (2002) einen guten Einstieg in die Focusing-Methode. Einige Aspekte daraus stellen wir auf den folgenden Seiten dar.

Zur *Vorbereitung* ist es hilfreich, sich einen ruhigen und störungsfreien Ort zu suchen. Dort die Tür schließen, das Telefon abschalten und andere Personen bitten, nun nicht zu stören.

Wenn der äußere Rahmen stimmt, können Sie sich die Frage stellen: *Wie steige ich heute ein?* Sie können dabei wählen, ob sie an einem bestimmten Thema (weiter-)arbeiten möchten oder einfach mal abwarten, was im Körper nach Aufmerksamkeit verlangt.

Anschließend können Sie *in den Körper hineinspüren*. Achten Sie darauf, ob Sie noch etwas brauchen, um es sich wirklich bequem zu machen.

Atmen Sie tief durch. *Schließen Sie die Augen*, wenn es Ihnen möglich ist oder *richten Sie ihren Blick auf einen Punkt vor Ihnen*.

- Nehmen Sie ganz bewusst Ihren Körper wahr.
- Achten Sie darauf, wie Ihre Beine die Unterlage berühren
- Wandern Sie mit Ihrer Aufmerksamkeit von unten nach oben durch Ihren Körper hindurch… in die Beine, die Oberschenkel… das Gesäß… den Bauchraum… Brustraum… Schultern… Arme… Rücken… Kopf…
- Lassen Sie sich Zeit dabei.
- Lenken Sie dann Ihre Aufmerksamkeit auf die Körpermitte, in den Brust- und Bauchraum. Nehmen Sie dort alles wahr, was ist. Vielleicht etwas Schweres, oder etwas Leichtes, Offenes, Weinerliches…
- Bleiben Sie eine Weile mit Ihrer Aufmerksamkeit dabei.
- Versuchen Sie, eine freundliche Haltung einzunehmen.

Wenn Sie kein bestimmtes Thema haben, können Sie sich fragen: *„Was verlangt jetzt nach meiner Aufmerksamkeit?"* Wenn Sie ein Thema bearbeiten möchten, können Sie fragen: *„Wie steht es mit diesem Thema in mir?"* Dann lassen Sie sich Zeit und versuchen das wahrzunehmen, was Sie in ihrem Körper spüren. Nehmen Sie wahr, wie Sie sich in diesem Moment fühlen. Vielleicht entsteht zunächst etwas ganz „Kleines", eine Reaktion auf Ihre einladende Frage? Es können Emotionen entstehen wie „traurig", Empfindungen wie „flau" oder Bilder wie „Stein". Alles kann und darf sein.

Spüren Sie einfach in sich hinein. Wie fühlt sich das in Ihrem Körper an? Versuchen Sie so, den „Felt Sense" entstehen zu lassen. Sobald Sie etwas spüren, *versuchen Sie, das zu begrüßen, was da ist*. Wenn Sie den Felt Sense begrüßt haben, versuchen sie, *die beste Beschreibung dafür zu finden*. Erzählen Sie sich selbst, wie sich der Felt Sense anfühlt, was Sie in Ihrem Inneren wahrnehmen können. Zur Beschreibung können Sie ein Wort, einen Satz oder ein Bild nehmen – ganz gleich – was auch immer Ihnen einfällt. Beschreiben Sie dabei den Felt Sense ganz genau, dadurch kann er etwas klarer werden. Spüren Sie immer wieder nach, ob Ihre Beschreibungen zu dem Felt Sense *passen*. Wenn eine Beschreibung zu Ihrem Erleben passt, wird sich ein befriedigendes, erleichtertes Gefühl einstellen. Dieses Nachspüren, ob das Erleben und die Beschreibung für das Erleben zusammen passen, kann immer wieder erfolgen.

> **Ein kleines Beispiel dazu:**
>
> Sie spüren etwas, dass sich anfühlt wie etwas „Schweres" und fragen sich, passt der Begriff „Schweres" zu dem Gespürten? Ja, aber nicht nur. Vielleicht ist da noch etwas „Rundes". Wieder die Frage, passt das Wort „rund" zu dem Gefühl? Wenn die Beschreibung passt, spüren Sie eine Erleichterung. Passt sie nicht ganz, dann können Sie nochmal weiter fragen. Wenn es nicht passt, werden Sie so ein „Stimmt-Nicht-Gefühl" wahrnehmen und können weiter nach einer passenden Beschreibung suchen, bis sich ein Gefühl der Stimmigkeit oder Richtigkeit einstellt… Dann können Sie sich langsam von Ihrem Erleben für den jetzigen Moment verabschieden, sich bei Ihrem Körper für Ihr Erleben bedanken. Kommen Sie dann langsam wieder ganz zurück in den Raum, nehmen Sie wahr, was um Sie herum ist und öffnen langsam wieder die Augen.

Dies kann ein erster Einstieg ins Focusing sein. Weiterführende Schritte werden wir später vertiefen. Nun sollen weitere Übungen und Hilfen vorgestellt werden.

2.2 Einstieg für alle Übungen: Freiraum schaffen

Um auf sein inneres Erleben Bezug nehmen zu können, sollte man zunächst alles, was einen hindert oder belastet, für einen Moment „wegschieben". Dies wird als „Freiraum schaffen" bezeichnet. Folgende kurze Anleitung kann dafür hilfreich sein:

> ① Schaffen Sie sich eine äußere Situation, in der Sie für einige Minuten nicht gestört werden.

> ② Nehmen Sie sich Zeit, um sich zu entspannen. Richten Sie ihre Aufmerksamkeit auf ihren Körper und fragen Sie freundlich: Wie fühlt sich mein Körper im Augenblick? Lassen Sie sich dafür einige Minuten Zeit.

③ Wenn jetzt Gedanken oder Themen auftauchen, dann nehmen Sie zur Kenntnis, was Sie gerade beschäftigt, nicht loslässt. Stellen Sie sich dann jedes Thema als Objekt vor... Und bringen sie dann jedes Objekt in einen inneren Abstand. Stellen Sie sich z.B. vor, sie legen die Gedanken in Kisten und stellen diese Kisten in einen Schrank... in einem guten inneren Abstand... Wird der Abstand auch körperlich spürbar?

③ Richten Sie nun die Aufmerksamkeit auf den Brust- und Bauchraum. Wie fühlt sich dieser Bereich jetzt? Welche Empfindungen werden wahrnehmbar?

③ Beginnen Sie nun mit den Übungen oder weiteren Focusingschritten.

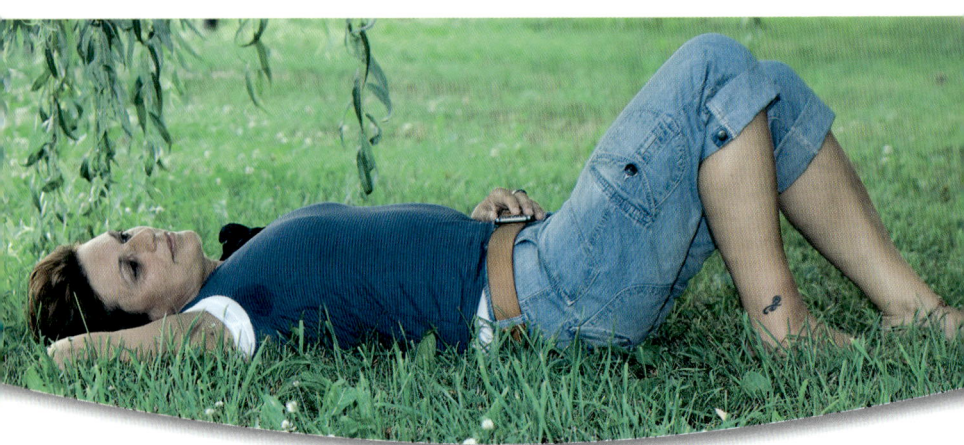

2.3 Übungen zum Entstehen eines Felt Sense

Für manche Menschen mag es schwer sein, einen Felt Sense zu spüren. Doch dies soll nicht entmutigen. Nachfolgend sollen einige praktische Übungen dargestellt werden, die dazu verhelfen können, einen Felt Sense entstehen zu lassen.

Vorab möchten wir zunächst noch einmal zusammenfassend darstellen, was mit „Felt Sense" gemeint sein kann.

Der Felt Sense

- ist eine Wahrnehmung der gesamten Gefühlslage, die viele Dinge umfasst
- ist ein ganzheitliches Gefühl über eine Situation
- hat eine körperliche Resonanz
- ist ein zunächst unklares „verwickeltes" Gefühl im Körper
- kann sich verändern, wenn man mit ihm in Berührung kommt
- kann zu jeder Situation entstehen
- ist oft schwer zu beschreiben
- ist in der Gegenwart einzigartig, hat eine einzigartige Qualität
- benötigt ca. 30 Sekunden, um zu entstehen

Eine Voraussetzung bzw. Grundhaltung für das Entwickeln des Felt Sense ist zum einen die *Absichtslosigkeit*. Das bedeutet, freundlich alles anzunehmen, was kommt. Dabei ist die innere Haltung eine Fragende, keine Wissende. Daneben gilt es, *achtsam zu sein* für all das, was passieren kann.

Als *Vorübung* zum innerlichen Hineinspüren bietet sich folgende Partnerübung an: Einer berührt den anderen an verschiedenen Körperstellen, z.B. Schulter, Arme, Kopf, etc. Der Berührte spürt dabei nach, was angenehm und was unangenehm ist. Ebenso spürt der Berührende nach, was für ihn in seiner Rolle angenehm und welche Bewegung und Haltung für ihn unangenehm ist.

Weitere Übungen:

„An etwas Schönes denken"

- Denken sie an etwas sehr Schönes. (Gegenstand, Ort, Tier...), ca. 2 Minuten.
- Fragen sie sich: „Warum hab ich das so gern?"
- Spüren sie den Inhalt dieser Beziehung in sich.
- Suchen Sie nach einem oder mehreren Worten, die das Gefühl beschreiben.
- Erspüren Sie, ob diese Worte den ganzen Felt Sense umfassen, und warten Sie ab, ob neue Worte und Gefühle auftauchen.

„Innere Bühne"

- Stellen Sie sich eine Person z.b. auf einer Bühne vor, die Sie sehr gerne haben.
- Spüren sie nach, wie sich das im Brust- und Bauchraum anfühlt: Gibt es eine Art „Resonanz" im Köper auf diese Person? Wie fühlt sich diese Körperstelle an? Lässt sich das „Gefühl" in Worten oder Bildern beschreiben ? Vergleichen Sie nun, ob das Wort zu dem erlebten Gefühl passt.
- Stellen Sie sich dann eine Person auf einer Bühne vor, die Sie nicht mögen, die Ihnen Schwierigkeiten macht, der Sie aus dem Weg gehen möchten.
- Spüren Sie wieder nach, wie sich das im Brust- und Bauchraum anfühlt: Wo wird diese Person im Körper spürbar? Wie lässt sich dieses „Gefühl" im Köper beschreiben?
- Wenn kein Gefühl entsteht, dann können Sie die Vorstellung verstärken: Stellen Sie sich vor, die Person kommt gleich zur Tür herein, oder man hat eine Besprechung mit dieser Person.
- Gibt es Worte oder bildhafte Vergleiche, die diese Körpergefühle beschreiben?
- Vergleichen Sie anschließend wieder, ob diese Beschreibung zu dem erlebten Gefühl passt.
- Nun nehmen Sie bewusst den Unterschied zwischen beiden Erlebensinhalten wahr.
- Lassen Sie sich Zeit, um die Übung zu beenden.

Die Struktur dieser Übung kann mit den unterschiedlichsten Themen benutzt werden, in dem man z.B. unangenehme Aufgaben oder Zukunftsvisionen in den Mittelpunkt der Aufmerksamkeit bringt und dann im Brust-/Bauchraum den Felt Sense entstehen lässt und in Worte fasst.

„Trick"

- Denken Sie an ein Problem und sagen Sie dabei dem Körper: „Mir geht es mit dieser Sache richtig gut".
- Achten Sie nun, welche körperliche Reaktion sich Ihnen zeigt.

2.3.1 Probleme beim Finden eines Felt Sense und ihre „Hilfestellungen"

Gendlin (1998a) beschreibt eine Reihe von Hilfestellungen, wenn es schwierig ist, einen Felt Sense zu spüren:

- *Wenn jemand nichts spürt*
Wenn jemand nichts spürt, kann es helfen, zunächst einen Unterschied zu spüren. Zunächst im Hals wahrnehmen: Wie fühlt sich das „Nichts" im Hals an, fühlt es sich dort anders an als in der Brust? Dann den Brustraum wahrnehmen: Fühlt sich das „Nichts" in der Brust anders an als im Bauch?

- *Wenn etwas „Leises" da ist*
Spüren Sie nach, ob da vielleicht etwas ganz kleines, leises da ist. Seien Sie offen für leise Empfindungen.

- *Wenn man zu sehr nach etwas Negativem sucht, das er spüren kann*
Versuchen Sie dann, etwas Positives zu spüren. Fragen Sie: „Ist da drinnen vielleicht etwas Positives?"

- *Wenn Worte im Weg sind...*
Beispiel: Jemand sagt: „Ich weiß, wo mein sexuelles Problem liegt. Ich habe Angst davor, einfach Angst". Dann fragen sie sich: Wie fühlt sich das für mich gerade an, ein Mensch zu sein, der dieses Problem hat?

- *Wenn Gefühle nicht körperlich empfunden werden können*
Lassen Sie sich Zeit. Sie können sich eine Woche Zeit nehmen und in der Woche beim Auftauchen eines Gefühls auf die körperliche Reaktion achten.

> **Eine andere Übung dazu:**
>
> Richten Sie die Aufmerksamkeit auf den Magen: Wie fühlt sich das an? Wenn dies nicht klappt, dann die Aufmerksamkeit auf die linke große Zehe richten, diese nach unten pressen, dann in sie hineinspüren; dann weiter zum Knie gehen: Kann ich das Knie von innen finden? Dann weiter zur Leiste gehen und von da in den Magen...

● **Wenn man wenig Gefühle empfindet**
Üben Sie täglich Gefühle zu identifizieren, wenn diese auftreten. Fragen Sie sich z.B. im Alltag und im Kontakt mit anderen Menschen: „Wie fühle ich mich jetzt? Was empfinde ich jetzt?" Antworten Sie nicht darauf, sondern warten Sie ab, was kommt. Sie können auch eine nahestehende Person bitten, Sie darauf aufmerksam zu machen, wenn man Ihnen ein bestimmtes Gefühl deutlich ansieht: „Du siehst verärgert aus". Überprüfen Sie dann diese Zuschreibung für sich selbst.

● **Wenn man sich nicht konzentrieren kann**
Versuchen Sie, sich immer wieder liebevoll zurückzuholen, indem Sie sich selbst laut ansprechen oder bildlich den Arm um sich legen. Sie können auch Dinge aufschreiben, etwas malen oder zur Abwechslung spazieren gehen.

● **Wenn man sich leer, gefühllos oder blockiert fühlt**
Sie können Sich fragen: Wie fühlt sich das „leer" an? Wie fühlt sich alles, was mit der Leere zusammenhängt, an?

● **Wenn zu viele Gefühle zu schnell kommen**
Greifen Sie ein Gefühl heraus und halten Sie es fest. Versuchen Sie, das Gefühl, das unter all diesen Gefühlen liegt, zu erfassen. Oder: Werfen sie alle Gefühle hinaus und lassen Sie nur eines wieder herein.

● **Wenn der Felt Sense schwer zu beschreiben ist, bauen Sie das Wort „irgendetwas" ein.**

Grundsätzlich:
Versuchen Sie immer bei dem zu bleiben, was vordergründig ist. Wenn wir zum Beispiel Angst vor dem Focusing haben, können wir auf Distanz gehen und uns ansehen, welcher Art diese Angst ist. Wie nehme ich diese Angst von hier aus wahr? Oder: Wenn Sie zu nervös sind: Wie fühlt sich die Nervosität an?

Sehr wichtig ist es auch, den inneren *Kritiker* zu erkennen und den ihm gebührenden Platz zuzuweisen. Dieser Aspekt der Persönlichkeit, von dem niemand ganz frei ist, kann durch seine dauernden kritischen Bemerkungen unangenehm sein. Wir kommen nachher nochmals ausführlicher darauf zurück.

2.4 Die sechs Focusing-Schritte

Wie bereits oben erwähnt, entwickelte Gendlin ein Sechs-Schritte-Modell, mit dem die Anwendung des Focusing erleichtert wird [34]. Diese Schritte mit den entsprechenden Fragen können einen Focusingprozess erleichtern, sind aber nicht zwingend notwendig für das Focusing. Gerade bei Kindern kann es schwer sein, alle sechs Schritte anzuwenden. Hier kann es hilfreicher sein, das Kind dazu einzuladen, in bestimmten Situationen in sich hineinzuspüren, freundlich bei dem Gefühl zu bleiben; nachzuspüren, *WIE* es sich anfühlt, *WO* es wahrnehmbar ist.

Wichtig ist uns, dieses Sechs-Schritte-Modell nicht als schematischen Ablaufplan anzuwenden, sondern individuell einzusetzen.

Die einzelnen Schritte werden wir nun erläutern. Zunächst möchten wir darauf hinweisen, dass es hilfreich ist, mit einfachen Entspannungsübungen zu beginnen. Achten Sie zum Beispiel auf Ihren Atem oder nehmen Sie einzelne Körperteile bewusst war, um den Körper besser zu spüren. Dies ist jedoch nicht unbedingt notwendig. Sie können auch direkt mit dem ersten Teilschritt beginnen.

> ① **Teilschritt: Freiraum schaffen (Clearing a space)**

Um in sich Freiraum zu schaffen, können folgende Fragen helfen:

- „Was hindert mich im Moment, meine Aufmerksamkeit auf meinen Körper zu richten?"
- „Wie fühlt sich mein Körper im Augenblick?" oder: „Was hindert meinen Körper, dass ich mich gut fühle?" Hier ist es wichtig, sich allen Empfindungen zuzuwenden. Alles darf zunächst sein.

Dann sollte ein guter Abstand zu den Themen hergestellt werden Dabei kann man sich fragen, welche Themen, Gedanken und Gefühle mir vordergründig wichtig erscheinen und für eine Weile etwas „weggeschoben", distanziert werden sollten, um mich dem Eigentlichen zuwenden zu können. (Ich verteile dabei manchmal in Gedanken die einzelnen Themen in verschiedene Ecken im Raum, so dass sie zwar noch da, aber nicht mehr so nah sind.)

Auch das Thema, das bearbeitet werden soll, wird hier zunächst „aus dem Innenraum hinausgestellt". Gendlin meint, dass zwischen dem

[34] vgl. Gendlin & Wiltschko, 1999; Wiltschko, 2003b

Klienten und seinem Erleben ein Raum geschaffen werden muss, das heißt, dass sich der Klient von seinem Erlebnisinhalt als abgrenzt erleben muss. Sprachlich lässt sich dies folgendermaßen unterscheiden: Anstelle von „ich bin verzweifelt" heißt es: „Ich habe etwas, das verzweifelt ist". Diese Unterscheidung hat Auswirkungen auf das Erleben. Dadurch wird im Körper ein Freiraum geschaffen. Der Klient soll so mit seinem „Problem" absichtslos verweilen, ohne es zu bewerten oder zu analysieren. Alle bestehenden und auch bedrängenden Gefühle können mit einer beruhigenden Distanz anerkannt werden, statt sie zu verdrängen. Der Klient kann sein „Problem neben sich stellen" und es anschauen.

② Thema einstellen und den Felt Sense entstehen lassen

Ein ausgewähltes Thema oder „Problem", wird in den Mittelpunkt der Aufmerksamkeit gestellt. Dabei konzentriert sich der Klient auf seinen Körper. Es wird beobachtet, welche Reaktionen im Brust- und Bauchraum entstehen. Diesem körperlichen Gefühl leistet man Gesellschaft, indem man freundlich mit seiner Aufmerksamkeit dabei bleibt.

③ Einen Griff finden

Hier steht die Frage im Mittelpunkt: „Wie fühlt sich diese Körperstelle an?" Es wird versucht, zu diesem Körpergefühl einen Griff zu finden. Das erste Symbol, das zu diesem Felt Sense entsteht, wird als Griff bezeichnet. Dieses Symbol kann in Form eines Wortes, eines inneren Bildes oder auch eines körperlichen Ausdrucks auftreten. Anhand des Griffs lässt sich der Felt Sense das erste Mal begreifen. Wenn der Griff zu dem Felt Sense passt, wird dies häufig als körperliche Erleichterung vom Klienten empfunden. Gendlin prägte hierfür den Begriff *Felt Shift*.

④ Felt Sense und Griff vergleichen

Es wird nun immer wieder überprüft, ob der Felt Sense und der Griff übereinstimmen. Durch „Reinhören in das Innere" wird abgetastet, ob das, was man sagt oder ausdrückt, das innere Erleben – den Felt Sense – richtig wiedergibt. Wenn der Griff zum Felt Sense passt und ihn angemessen ausdrückt, wird der Felt Sense weiter exploriert. Passt das Symbol nicht, wird es zurückgewiesen und achtsam darauf gewartet, dass ein neues Symbol erscheint. Der Therapeut begleitet den Klienten bei der Suche nach dem Symbol und der innerlichen Abstimmung zur gefühlten Bedeutung.

⑤ Fragen stellen

In dieser Phase kann man fragen:

- „Macht es einen Sinn, dieses Wort oder Symbol mit dem Thema in Verbindung zu bringen? Wird dadurch etwas klarer?"

Hilfreich ist auch die Frage an die Köperstelle, den Felt Sense:

- „Was müsste passieren, was bräuchte diese Stelle, um sich wohl oder besser fühlen zu können? Was fehlt dieser Stelle?"

⑥ Annehmen und schützen

Hier geht es darum, den Prozess abzuschließen und auch kleine Schritte zu würdigen. Das neue Erleben, nämlich das Begreifen des Felt Sense, soll in diesem Schritt verinnerlicht werden.

Dem neuen Erleben soll in einem geschützten Raum ein Platz gegeben werden, ohne dass es analysiert oder kritisiert wird. Der Klient geht in dieser Phase nochmals in den inneren Prozess, erinnert sich einen kurzen Moment an den Felt Shift und vergegenwärtigt sich diesen. Ziel ist es, diesen Schritt zu würdigen, auch wenn er dem Klienten unbedeutend und klein erscheint.

2.5 Umgang mit destruktiver Selbstkritik: Der „Innere Kritiker"

Wir alle kennen die Momente, in denen wir uns selbst bewerten und „hart mit uns ins Gericht gehen". Es tauchen innere Vorwürfe auf, die sich zum Beispiel durch die Auffassung äußert: „Du kannst das nicht" oder „Du wirst es nie schaffen". Im psychoanalytischen Kontext wird diese kritische innere Instanz „Über-Ich" genannt. Wir sprechen dabei vom „Inneren Kritiker". Diese Instanz wird vor allem dann spürbar, wenn wir das Gefühl haben, Fehler begangen oder versagt zu haben. Gemeinsam ist diesen Selbstvorwürfen, dass sie uns nicht helfen, sondern uns entmutigen, sowie uns schlecht und unzufrieden mit uns selbst fühlen lassen. Problematisch daran ist, dass wir manchmal glauben, dass wir so einen inneren Antreiber bräuchten, um etwas zu erreichen. Wie manche Eltern ihren Kindern nichts zutrauen und glauben, dass sie nur durch Druck und Drohungen „auf dem richtigen Wege bleiben". Doch dies ist ein Trugschluss. Denn durch diese (Selbst-) Kritik trauen wir uns immer weniger zu und glauben schließlich selbst, dass wir wirklich nichts können.

Wenn wir es dagegen schaffen, diesen Inneren Kritiker zurückzuweisen, können wir unsere Selbstentfaltung steigern. Es fällt dann auch leichter, unberechtigter Kritik „von außen" zu begegnen und angemessene Kritik ohne das Gefühl von Scham anzunehmen und daran zu wachsen. Um den eigenen Inneren Kritiker zunächst zu identifizieren, schlägt Prof. Hejo Feuerstein, Ausbilder der Focusing-Zentren Karlsruhe und Gegenbach und Vorsitzender der Deutschen Focusinggesellschaft (DFG), folgende Übung vor [35]:

- Erinnern Sie sich an eine Situation, in der Sie mit sich nicht zufrieden waren: Was passiert in diesem Moment innerlich? Gibt es „Stimmen", die sich negativ zu Ihnen äußern?
- Bitte schreiben Sie die Wörter auf, um sie klar wahrnehmen zu können. Wie fühlen Sie sich körperlich, wenn solche Wörter gegen sie gerichtet werden?
- Umgekehrt: Können Sie sich erinnern, wenn Sie sich unzufrieden, „schlecht drauf" fühlen, „keine Lust haben?" Welche Stimmen/Worte sind dann innerlich da? Was hören Sie dann?

Um dann in einem weiteren Schritt mit dem Inneren Kritiker konstruktiv umzugehen, empfiehlt Prof. Feuerstein diese Übung:

- Sprechen Sie die Kritikerworte (leise) nach…
- Lassen Sie jetzt vor Ihrem inneren Auge ein Bild entstehen: Wie sieht die Gestalt aus, die „so etwas" zu Ihnen sagt…. (Manchmal sind es Personen aus der eigenen Lebensgeschichte, manchmal märchenhafte Figuren, z.B. Kobold, Zwerg, „Mann im Ohr")
- Versuchen Sie jetzt innerlich ins Gespräch zu kommen mit dieser Gestalt. Fragen Sie: Warum sagst Du so etwas zu mir? (Wählen Sie Ihre eigenen Worte dafür?)

[35] Vgl. Feuerstein, 2008

- Hören Sie geduldig zu, was die Gestalt Ihnen sagt.
- Lassen Sie die Gestalt spüren, dass Sie verstanden haben, was sie dazu bringt, Sie so schlecht zu behandeln (oft ist es Angst um Sie, mangelndes Zutrauen zu ihren Fähigkeiten und ihrer Leistungsbereitschaft…)
- Erklären Sie dem Kritiker, dass es Ihnen nicht hilft, wenn er/sie Sie so behandelt
- Fordern Sie den Inneren Kritiker energisch auf, Sie in Zukunft in Ruhe zu lassen. Auch wenn er/sie es vielleicht gut meint
- Stellen Sie sich bildlich vor: Der Innere Kritiker ist jetzt weg… Wie fühlt sich das körperlich an? Spüren Sie den Unterschied körperlich?
- Können Sie am Körpergefühl erkennen, wenn der Innere Kritiker da ist? Wie fühlt sich das an? Wie spüren Sie ihn? Wo?
- Können Sie künftig darauf achten, wenn dieses „Kritikergefühl" körperlich spürbar wird? Wenn Sie sich unzufrieden, lustlos, entmutigt, mit sich selbst nicht im Reinen erleben? Was können Sie künftig tun, um diese destruktiven inneren Kommentare unwirksam zu machen? Gibt es Bilder, die Ihnen helfen können? (z.B. sich vorstellen, den Kritiker vor die Tür zu schicken und hinter ihm abzuschließen…) Was wirkt bei Ihnen?

Das Besondere am Focusing ist, dass das innere Erleben im Vordergrund steht. Das Entscheidende an der Experientiellen Reittherapie ist, dass diese Erlebensprozesse dem Menschen bewusst zugänglich werden. Wie dies funktionieren kann, beschreiben wir in den folgenden Kapiteln.

„Höre auf deine Gefühle!
Sie sagen dir,
was du für dich tun musst:
Einen Freund suchen,
wenn du einsam bist;
weinen, wenn du traurig bist;
singen, wenn du fröhlich bist."

IV Die praktische Umsetzung von experientiellen reittherapeutischen Interventionen

Im folgenden Kapitel soll die Experientielle Reittherapie anhand von Diagnostik, Zielorientierung und Handlungsorientierung dargestellt werden. Zum leichteren Verständnis werden wir dabei das Beispiel eines Jungen mit einer hyperkinetischen Störung des Sozialverhaltens vorstellen. Dies soll als Anregung dienen, um mit den eigenen Klienten entsprechend ihrer spezifischen Phänomene zu arbeiten.

Wir verzichten bewusst darauf, dem Leser ein „Lösungskochbuch" mit fertigen Rezepten anzubieten. Der Kernaspekt des Experientellen Ansatzes ist es, die therapeutische Arbeit individuell auf dem Erleben des Klienten und des Therapeuten aufzubauen.

1. Diagnostik anhand des Vier-Quadranten-Modells

Wie bei allen guten Therapieverfahren steht auch bei der Experientiellen Reittherapie zu Beginn der Behandlung die Diagnostik. Dabei orientieren wir uns an dem Modell der vier Erlebensbereiche (Vier-Quadranten-Modell). Bei der Diagnostik gibt es dabei zwei unterschiedliche Einstiegsmöglichkeiten.

1.1 Klient mit bereits festgestellter Diagnose

Falls wir mit Kinder- und Jugendlichenpsychotherapeuten, Psychologischen Psychotherapeuten, Kinderärzten oder anderen Fachkräften zusammen arbeiten, die uns einen Klienten mit einer bereits gestellten Diagnose überweisen, bewährt sich die folgende Vorgehensweise.

Die Symptome der diagnostizierten Störung des Klienten werden von uns als Phänomene betrachtet, die in den jeweiligen Erlebensfeldern in unterschiedlicher Art bedeutungsvoll sind und das Erleben des Klienten in dem entsprechenden Erlebensfeld beeinflussen.

Ein Beispiel soll dies verdeutlichen:

Ein Kind mit einer Hyperkinetischen Störung des Sozialverhaltens (ICD-10* F90.1). Diese Störung ist eine Kombination des Aufmerksamkeitsdefizitsyndroms (ADS) (F90.0) und einer Störung des Sozialverhaltens (F91). Nach der ICD-10 weist F90.0 folgende Symptome auf:

> „Diese Gruppe von Störungen ist charakterisiert durch einen frühen Beginn, meist in den ersten fünf Lebensjahren, einen Mangel an Ausdauer bei Beschäftigungen, die kognitiven Einsatz verlangen, und eine Tendenz, von einer Tätigkeit zu einer anderen zu wechseln, ohne etwas zu Ende zu bringen; hinzu kommt eine desorganisierte, mangelhaft regulierte und überschießende Aktivität. Verschiedene andere Auffälligkeiten können zusätzlich vorliegen. Hyperkinetische Kinder sind oft achtlos und impulsiv, neigen zu Unfällen und werden oft bestraft, weil sie eher aus Unachtsamkeit als vorsätzlich Regeln verletzen. Ihre Beziehung zu Erwachsenen ist oft von einer Distanzstörung und einem Mangel an normaler Vorsicht und Zurückhaltung geprägt. Bei anderen Kindern sind sie unbeliebt und können isoliert sein. Beeinträchtigung kognitiver Funktionen ist häufig, spezifische Verzögerungen der motorischen und sprachlichen Entwicklung kommen überproportional oft vor. Sekundäre Komplikationen sind dissoziales Verhalten und niedriges Selbstwertgefühl."

Eine Störung des Sozialverhaltens wird nach ICD-10 F91 folgendermaßen beschrieben:

> „Störungen des Sozialverhaltens sind durch ein sich wiederholendes und anhaltendes Muster dissozialen, aggressiven und aufsässigen Verhaltens charakterisiert. Dieses Verhalten übersteigt mit seinen gröberen Verletzungen die altersentsprechenden sozialen Erwartungen. Es ist also schwerwiegender als gewöhnlicher kindischer Unfug oder ❯

---

* Gesundheitsprobleme werden innerhalb der Internationalen Klassifikation der Weltgesundheitsorganisation (WHO) in der Internationalen statistischen Klassifikation der Krankheiten und verwandter Gesundheitsprobleme (International Classification of Diseases, ICD), klassifiziert.

> jugendliche Aufmüpfigkeit. Das anhaltende Verhaltensmuster muss mindestens sechs Monate oder länger bestanden haben. Störungen des Sozialverhaltens können auch bei anderen psychiatrischen Krankheiten auftreten, in diesen Fällen ist die zugrunde liegende Diagnose zu verwenden.
>
> Beispiele für Verhaltensweisen, welche diese Diagnose begründen, umfassen ein extremes Maß an Streiten oder Tyrannisieren, Grausamkeit gegenüber anderen Personen oder Tieren, erhebliche Destruktivität gegenüber Eigentum, Feuerlegen, Stehlen, häufiges Lügen, Schulschwänzen oder Weglaufen von zu Hause, ungewöhnlich häufige und schwere Wutausbrüche und Ungehorsam. Jedes dieser Beispiele ist bei erheblicher Ausprägung ausreichend für die Diagnose, nicht aber nur isolierte dissoziale Handlungen."

Nun werden die Symptome der ICD-10 Diagnose übertragen. Dabei werden zunächst die einzelnen Symptome den einzelnen Erlebensfeldern zugeordnet. Hierbei müssen nicht alle im ICD-10 genannten Symptome auf einen Klienten zutreffen. Zudem wird dort festgehalten, welche Phänomene diese Symptome in dem jeweiligen Erlebensfeld noch auslösen.

Dabei gibt es auch Überschneidungen in den vier Erlebensbereichen, d.h. dasselbe Phänomen kann in den unterschiedlichen Erlebensfeldern an Bedeutung gewinnen, z.B. das Zappelige kann sowohl im körperlichen als auch sozialen Erlebensfeld, aber auch im psychisch-emotionalen Bereich auftauchen und jeweils entsprechende Bedeutung haben.

Dabei beobachten wir aber auch oft, dass wenn dieses Phänomen in einem Erlebensfeld bearbeitet wird, es auch in den anderen Erlebensfeldern zur Bearbeitung kommt.

Tabelle 1: **Diagnosebogen, Hyperkinetische Störung des Sozialverhaltens, allgemein**

Sinnstiftende/Identitätsebene	Körperliche Ebene
■ Wer bin ich? ■ Was möchte ich erreichen? ■ Wer kann mir dabei helfen? ■ Kann ich Hilfe annehmen? ■ Wo gehöre ich hin? ■ Wer hält zu mir? ■ Auf wen kann ich mich verlassen?	■ Motorische Unruhe und Impulsivität ■ Wutausbrüche mit körperlichem Einsatz ■ Störungen in der körperlichen Wahrnehmung ■ Vernachlässigung des eigenen Körpers
Psychisch-emotionale Ebene	**Soziale Ebene**
■ Negatives Selbstbild ■ Geringer Selbstwert ■ Fehlendes Unrechtsbewusstsein ■ Emotionale Irritation durch negative Zukunftserwartungen ■ Niedrige Frustrationstoleranz	■ Schulschwierigkeiten, Schulschwänzen ■ Soziale Regelübertretungen ■ Verzerrungen der sozialen Wahrnehmung ■ Grausamkeit gegenüber Menschen und Tieren ■ Weglaufen von zu Hause ■ Destruktives Verhalten gegenüber fremden Eigentums ■ Anhaltende Konflikte mit den Eltern ■ Provozierendes, aggressives Verhalten ■ Häufiges Lügen

Der nächste Schritt ist nun, dass der Reittherapeut explizit die vier Erlebensfelder des Klienten analysiert und bezüglich möglicher Auffälligkeiten beobachtet. Er führt Gespräche mit dem Klienten oder mit Dritten, beispielsweise den Eltern, und erhält daraus, sowie durch seine eigenen Beobachtungen Informationen über Besonderheiten in einem oder mehreren Erlebensfeldern. Das heißt es wird untersucht, wie sich das diagnostizierte Störungsbild *beim Klienten* bezogen auf die vier Erlebensbereiche äußert. Die Ergebnisse der Gespräche und Beobachtungen werden dann ergänzend in das Vier-Quadranten-Modell eingetragen.

Als Beispiel soll uns der 15-jährige Christof dienen, der in einer Jugendhilfeeinrichtung lebt und bei dem folgende Phänomene auftreten:

Fallbeispiel 1:

„Der Jugendliche ist seit September 2004 in einer stationären Jugendhilfeeinrichtung untergebracht. Zuvor gab es zu Hause massive, gewalttätige Konflikte mit der Mutter. Den Schulbesuch verweigerte er, Strukturen kannte er nicht. Er log, stahl und stiftete anderen Kinder zum Stehlen an, in dem er diese erpresste. Zuletzt lebte er auf der Straße. Zu Beginn des Aufenthaltes in der Jugendhilfeeinrichtung setzten sich diese Verhaltensweisen fort: Er belüge die Bezugsbetreuerin, entwende häufig Geld und könne sich auch in der Schule nur sehr schwer und nur durch regelmäßige Schulgespräche integrieren. Daneben sei er schon zweimal abgehauen und zu seiner Mutter gefahren. Ein Gespür für Regeln und die Gefühle Anderer bestehen nicht, ebenso wenig können Grenzen akzeptiert werden. Zudem bestehen massive Konzentrationsprobleme.

Der Patient selbst verhielt sich im Erstkontakt sehr verschlossen und arrogant. Er sehe keinen Sinn, dass er hierher käme. Seine Probleme bekomme er selbst in den Griff und diese gingen keinen etwas an. Eine innere Unruhe wird deutlich. Durch seine große und kräftige Erscheinung erweckt er den Eindruck, bereits erwachsen zu sein, emotional wird jedoch ein massives Defizit deutlich. Auffällig ist die einfache Sprache und das geringe kognitive Niveau.

Im Persönlichkeitstest erreichte der Patient in allen Bereichen überdurchschnittliche Werte: Es besteht eine schwache Normorientierung, eine hohe Antriebsspannung, große Selbstüberschätzungstendenzen, mangelndes Selbstvertrauen sowie eine große Aggressivität. Im Aufmerksamkeitsbelastungstest d2 arbeitet er sehr langsam und machte sehr viele Fehler. Im Intelligenztest (AID-2) erreichte der Patient einen IQ von 67 und zeigte in fast allen Untertests unterdurchschnittliche Werte. Der Patient ist innerlich unruhig und unkonzentriert. Er kann sich nicht an Regeln halten, ist sehr aggressiv und innerlich unruhig. Es fehlt ihm an Struktur und Selbstkontrollmöglichkeiten. Er hat ein geringes Selbstwertgefühl, dass er durch dissoziale Verhaltensweisen zu überspielen versucht. Zudem besteht ein großes Bedürfnis nach Anerkennung und Zuneigung. Für seine Emotionen findet er keinen geeigneten Ausdruck."

Wenn wir diese Symptome in unseren Diagnosebogen einordnen, lässt sich folgendes Vier-Quadranten-Modell erstellen.

Tabelle 2: **Diagnosebogen, Hyperkinetische Störung des Sozialverhaltens, klientenspezifisch**

Sinnstiftende/Identitätsebene

- Wer bin ich?
- Wer hält zu mir?
- Was kann ich?
- Wo sind meine Grenzen?
- Fehlende Orientierung und Zukunftsperspektive

Körperliche Ebene

- Motorische Unruhe, Impulsivität, hohe körperliche Anspannung
- Wutausbrüche mit körperlichem Einsatz anderen Kindern gegenüber
- Störungen in der körperlichen Wahrnehmung (impulsive, grobe Berührungen)
- Mangelnde Ausdauer beim Tun, sehr sprunghaft
- Vernachlässigung des eigenen Körpers (putzt sich nicht die Zähne, wäscht sich nur nach Aufforderung, wechselt kaum die Kleider)
- Störungen in der Grob- und Feinmotorik (bewegt sich sehr langsam, träge, „Riesenbaby", übergewichtig)
- Raucht, trinkt Alkohol

Psychisch-emotionale Ebene

- Störung in der Entwicklung von Selbstwert
- Schwierigkeiten, Bindungen aufrecht zu halten
- Hohe emotionale Anspannung
- Niedrige Frustrationstoleranz
- Fühlt sich durch sein grenzüberschreitendes Verhalten ausgegrenzt
- Fühlt sich schnell überfordert
- Raucht und trinkt Alkohol

Soziale Ebene

- Nicht beschulbar
- Entweicht unregelmäßig aus der Einrichtung
- Fahren ohne Führerschein
- Kontroverses Verhalten gegenüber Erwachsenen
- Anschluss an eine Gruppe mit gleichgesinnten Jugendlichen mit nonkonformem Verhalten
- Sehr unordentlich
- Destruktives Verhalten, macht Spielsachen anderer Kinder kaputt

- Aggressives Verhalten anderen Jugendlichen gegenüber, nicht konfliktfähig, schlägt sich durch
- Achtet die Grenzen Anderer nicht, soziale Regelübertretungen
- Diebstähle
- Rückzugs- und Verweigerungstendenzen

1.2 Klient ohne diagnostizierte Verhaltensauffälligkeit

Falls wir keine vorherige Diagnose vom Klienten haben, werden die Informationen durch eben beschrieben Gespräche und Beobachtungen des Therapeuten erstellt.

Fallbeispiel 2:

„Ein 12-jähriges Mädchen sei nach Angaben der Mutter sehr verschlossen und lasse niemanden an sich ran. Zu Gleichaltrigen habe sie nur wenig Kontakt. Sie wirke oft sehr niedergeschlagen und traurig. Häufig „verschanze sie sich in ihrem Zimmer". Auf Nachfragen reagiere sie nicht oder gebe nur provokante Antworten.

Das Mädchen selbst wirkt im Gespräch sehr zurückhaltend, verschüchtert und unsicher. Sie zeigt deutliches Desinteresse an einer Kontaktaufnahme. Auf Fragen antwortet meist die Mutter, im Einzelgespräch entsteht ein langes Schweigen. Sie wirkt sehr traurig und in sich zurückgezogen.

Sie zeige kaum Interesse an Freizeitaktivitäten. Vorrangig verbringe sie ihre freie Zeit beim chatten. Sie fühle sich sehr unzulänglich und traue sich nicht, auf andere zuzugehen, deshalb habe sie auch nur sehr wenige Freundinnen. Sie fühle sich von keinem richtig verstanden. Ihr Schlaf sei nach Aussagen der Mutter sehr unruhig und sie brauche lange, um abends einschlafen zu können"."

Tabelle 3: **Diagnosebogen, klientenspezifisch**

Sinnstiftende/Identitätsebene	Körperliche Ebene
▪ Wer bin ich? ▪ Wer hält zu mir? ▪ Was kann ich? ▪ Wo gehöre ich hin? ▪ Was soll mit mir werden?	▪ Unruhiger Schlaf
Psychisch-emotionale Ebene	**Soziale Ebene**
▪ Traurigkeit ▪ Unsicherheit ▪ Geringer Selbstwert ▪ Negatives Selbstbild ▪ Braucht lange, um einzuschlafen	▪ wenig Kontakte zu Gleichaltrigen, wenig Freundinnen ▪ Rückzug in ihr Zimmer ▪ teilweise provokant ▪ wenig Interesse an Freizeitaktivitäten ▪ Traut sich nicht, auf andere zuzugehen

Weitere Beobachtungen in den nachfolgenden Stunden werden dann ebenfalls in das Modell eingefügt. Aus diesen beiden Erkenntnisebenen wird ein Therapieplan erstellt. Zuvor werden jedoch die Ziele des therapeutischen Vorgehens entsprechend der vier Erlebensfelder erarbeitet.

2. Therapeutische Zielorientierung

Der Experientielle Reittherapeut erstellt nach der Diagnostik einen zielorientierten und einen handlungsorientierten Plan entsprechend der Vier-Quadranten. In der Zielorientierung werden die Ziele für den Klienten in den jeweiligen Erlebensfeldern festgehalten. Bezogen auf die Hyperkinetische Störung des Sozialverhaltens allgemein, lassen sich zum Beispiel folgende Ziele formulieren:

Tabelle 4: Zielorientierung, Hyperkinetische Störung des Sozialverhaltens, allgemein

Sinnstiftende/Identitätsebene	Körperliche Ebene
■ Sich selbst annehmen ■ Selbstvertrauen ■ Erkennen von Grenzen ■ Sich zugehörig fühlen	■ Körperliche Entspannung ■ Körperliche Fitness ■ Verbesserung der Körperwahrnehmung ■ Verbesserung der Konzentration, Beweglichkeit, Koordination
Psychisch-emotionale Ebene	**Soziale Ebene**
■ Aufbau von Vertrauen ■ Aufbau von Selbstwert ■ Frustrationstoleranz erhöhen ■ Eigene Bedürfnisse erkennen und verwirklichen	■ Anerkennung und Einhaltung von Regeln ■ Steigerung der Konfliktfähigkeit ■ Soziale Verantwortung erfahren ■ Freundschaft schließen

Bei unserem Klienten Christof können folgende klientenspezifische Therapieziele erarbeitet werden:

Tabelle 5: Zielorientierung, Hyperkinetische Störung des Sozialverhaltens, klientenspezifisch

Sinnstiftende/Identitätsebene	Körperliche Ebene
■ Entwicklung einer Zukunftsperspektive: Was ist für mich wichtig, was will ich? ■ Sich selber kennen lernen und annehmen können	■ Verbesserung der Körperhygiene ■ Wertschätzender Umgang mit dem eigenen Körper ■ Verbesserung der Körperwahrnehmung

- Erkennen von dem, was mich ausmacht, was ich kann…
- Wissen, wo ich hingehöre (Zugehörigkeitsgefühl)

- Verbesserung der Konzentration, Beweglichkeit, Koordination
- Gewichtsreduzierung
- Freude an Bewegung/Vitalität entwickeln
- Suchtverhalten verändern

Psychisch-emotionale Ebene

- Aufbau/Verbesserung des Selbstwertgefühls
- Entwicklung eines positiven Lebensgefühls
- Tragen von Verantwortung
- Sich Leistungsanforderungen stellen können
- Druck aushalten können
- Entwicklung von Feinfühligkeit und Achtsamkeit
- Entwicklung und Stabilisierung der eigenen Persönlichkeit
- Wahrnehmen und Aushalten von Gefühlen
- Eigene Bedürfnisse erkennen und äußern

Soziale Ebene

- Erkennen und stabilisieren von eigenen sozialen Kompetenzen
- Anerkennen und Einhalten von Regeln und Grenzen
- Akzeptieren von Rahmenbedingungen
- Respektvoller Umgang mit Menschen und Tieren haben
- Einbindung in adäquate Peergruppen durch anderes Freizeitverhalten
- Schaffen und Erhalten von Ordnung
- Entwicklung von Konfliktfähigkeit
- Akzeptieren von Kompetenzen von Anderen, insbesondere von Erwachsenen
- Vermittlung einer dauerhaften Beziehungsmöglichkeit

Diese Pläne sind nicht abschließend und können sich je nach Störungsbild und Klient unterscheiden. Im Sinne einer klientenzentrierten Grundhaltung ist es dabei wichtig, dass sich die Ziele vorwiegend an dem Klienten mit seinen spezifischen Problemen orientieren. Es sollte hier keine Routine entstehen, die sich vorwiegend an dem diagnostizierten Störungsbild orientiert, im Sinne: „Ah, ein ADS, also sind dies die Ziele…". Zentral ist, was für den jeweiligen Klienten von Bedeutung ist.

3. Therapeutische Handlungsorientierung

Aufgrund der festgelegten Ziele in den einzelnen Erlebensbereichen ergeben sich die therapeutischen Schwerpunkte und die Auswahl der Übungen. Konkret bedeutet dies, dass der Reittherapeut einen groben Behandlungsplan erstellt, in dem Übungen mit, an und auf dem Pferd durchgeführt werden, die es dem Klienten ermöglichen, die gewohnten Verhaltensmuster in diesen Erlebensbereichen anzuschauen, zu reflektieren und zu verändern, sowie Defizite auszugleichen. Dieser Plan kann als „Richtschnur" verstanden werden, der ja nach Bedarf und aktuellen Erkenntnissen verändert wird.

Bei der Auswahl der therapeutischen Übungen muss der Reittherapeut in seine Überlegungen mit einbeziehen, welche neuen körperlichen Erfahrungen dem Klienten auf dem Pferd vermittelt werden können (körperlicher Quadrant), welche neuen sozialen Erfahrungen er für eine konstruktive Persönlichkeitsentwicklung benötigt (sozialer Quadrant), wie der Klient z.B. über seine Ängste sprechen kann (psychisch-emotionaler Quadrant) und letztlich wie eine neue, veränderte Selbstwahrnehmung, ein verändertes Selbstbild oder gar eine neue Identität aussehen kann (identitäts-/sinnstiftendes Erleben).

In Anlehnung an Rogers ist es unser Grundanliegen in der therapeutischen Arbeit, in den jeweiligen Erlebensfeldern mit dem Grundbedürfnis des Menschen nach konstruktiver Gestaltung in Kontakt zu gehen und dieses zu fördern. Dabei sollen die Übungen in den einzelnen Erlebensfeldern unterstützend wirken. Im späteren Kapitel (S. 92 ff.) werden dazu Basisübungen sowie Übungen entsprechend den vier Erlebensbereichen vorgestellt.

Die Übungen, die in den einzelnen Erlebensfeldern eingesetzt werden, können allgemein folgendermaßen beschrieben werden:

Tabelle 6: Handlungsorientierung, allgemein

Sinnstiftende/Identitätsebene	Körperliche Ebene
Hier sollen sinn- und identitätsstiftende Elemente heraus gearbeitet werden. Dies erfolgt vorwiegend über Focusingprozesse, in dem dort bewusst die bisherigen Erfahrungen nachgespürt werden. Der Klient erlebt dabei den Felt Sense, den „gefühlten Sinn".	Hier können Übungen aus der Physiotherapie oder aus dem heilpädagogischen Voltigieren zur Anwendung kommen.
Dabei kann es auch wichtig sein, dass der Therapeut den bisher gewohnten Rahmen des Klienten erweitert und Möglichkeiten aufzeigt, in denen der Klient eigenständig und eigenverantwortlich mit dem Pferd umgeht.	
Dieses Erlebensfeld wird für den Klienten bewusst offen gehalten. Am Anfang ist dieser Raum oft schwammig und unklar. Aber mit zunehmendem Therapiefortschritt und zunehmender Selbstexploration gewinnt dieser Teil mehr an Bedeutung und der Klient zunehmend Eigenverantwortung. Wichtig ist dabei, dass der Therapeut ganz aufmerksam die Entwicklungsprozesse des Klienten beobachtet und dokumentiert. Je mehr Entwicklungsschritte der Klient durch die einzelnen Erlebensfelder macht, desto mehr gestaltet er diese Bereiche mit. Je mehr Präsenz der Klient in diesem Teil zeigt, desto mehr deutet dies auf einen erfolgreichen Therapieprozess hin.	
Hintergrund ist, dass wir durch die	

Hinwendung an die einzelnen Erlebensfelder und Förderung der Selbstexploration die Aktualisierungstendenz und das Wachstumspotential des Klienten fördern möchten. So kann es zu einer Reifung der Persönlichkeit kommen.

Psychisch-emotionale Ebene

Hier wird auch das Focusing angewandt, um Gefühle und Erlebensinhalte auf dem Pferd zu betrachten und zu reflektieren. Daneben können auch andere erlebenszentrierte Übungen erfolgen.

Soziale Ebene

In dieser Ebene sind alle Interaktionen, die im Rahmen der therapeutischen Beziehung Mensch-Tier-Mensch entstehen, bedeutsam. Es werden spezielle Übungen angeboten, durch die der Klient sein Verhalten in diesem Bereich reflektieren kann. Dem Klienten werden die natürlichen Abläufe in der Kontaktaufnahme zum Pferd aufgezeigt. Dies kann zum Beispiel auch über Übungen in der Bodenarbeit (z.B. Tier füttern, putzen etc.) erfolgen. Auch interaktionelle Übungen, wie die Zusammenarbeit von zwei Klienten miteinander auf dem Pferd, gehören zu der Arbeit in diesem Erlebensfeld.

Bei einem Kind mit einer hyperkinetischen Störung (ADS) werden beispielsweise zur Verbesserung der Beeinträchtigung im körperlichen Erlebensfeld Übungen angeboten, die zum einen dem Bewegungsdrang entgegenkommen und zum anderen diesen Bewegungsdrang in eine konstruktive Richtung führen. Das Pferd hat dabei die Rolle des Therapiehelfers, aber auch die des Partners. Es stellt weiterhin ein Projektionsobjekt dar. Der Klient lernt langsam, dass eine Veränderung immer nur vor dem Hintergrund der Kontaktaufnahme und der konstruktiven Auseinandersetzung mit dem Medium Pferd möglich ist. Hierbei ist es wichtig, eine tragfähige Beziehung zum Pferd zu entwickeln und durch gegenseitiges Fühlen und Spüren Veränderungen zu ermöglichen.

Die Therapie verläuft so, dass Übungen, die den einzelnen vier Quadranten bzw. Erlebensfeldern entsprechen, durchgearbeitet werden.

Focusing ist dabei die Methode, die unmittelbar in das therapeutische Geschehen eingebaut werden kann. Es können Focusingprozesse direkt auf dem Pferd durchgeführt werden, indem immer wieder auf das Erleben fokussiert wird. Die körperliche Präsenz des Pferdes erleichtert es dem Klienten, ins Spüren zu kommen. Allerdings sind die besonderen Bedingungen zu berücksichtigen, die sich aus der Arbeit mit dem Pferd ergeben. So beeinflussen z.B. die Bewegungen des Pferdes deutlich das Erleben des Klienten. Deshalb ist es umso wichtiger, dass der Therapeut wirklich routiniert und erfahren ist und dass er wirklich klientenzentriert vorgeht. Darum sind zum Einstieg verschiedene Wahrnehmungsübungen wichtig, die dem Klienten helfen zu verarbeiten, was gerade passiert.

Die dabei auftauchenden Gefühle werden dann fokussiert. Wenn zum Beispiel bei unerfahrenen Reitern zunächst etwas Ängstliches im Vordergrund steht, sollte man dabei bleiben und fragen: „Wie fühlt sich dieses Ängstliche körperlich an? Wo ist es zu spüren?" Davon ausgehend kann dann ein Focusingprozess entsprechend dem Sechs-Schritte-Modell eingeleitet werden. Dabei ist es wichtig, dass der Therapeut mit seiner Aufmerksamkeit ganz beim Klienten ist. Deshalb kann es hilfreich sein, wenn als Co-Therapeut eine zweite Person das Pferd führt, so dass sich der Therapeut ganz auf den Klienten einlassen kann. Nur bei erfahrenen, verlässlichen Therapiepferden könnte auf diese zweite Person verzichtet werden.

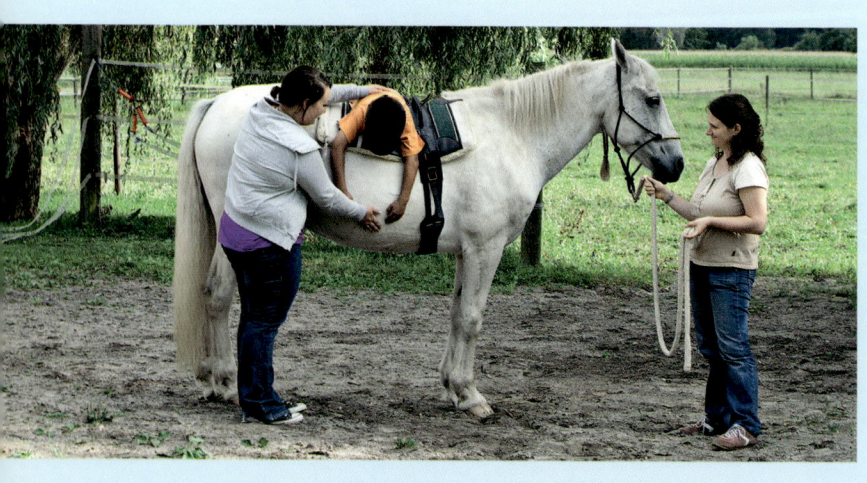

Interessant ist, dass auf dem Pferd häufig auch die Grundthemen, die einen Menschen schon längere Zeit begleiten, in den Vordergrund treten.

Selbst routinierte Reiter profitieren dabei von der Ausstrahlung und den Bewegungen des Pferdes. Kommt der Körper in Bewegung, können durch die rhythmischen und wiegenden Bewegungsabläufe die neurologischen Prozesse stimuliert und verstärkt werden.

Es können aber auch die reinen Elemente des Focusings in die Arbeit mit einfließen, indem jeder Therapieschritt erlebnisorientiert reflektiert wird. Die Vorgehensweise kann dabei sehr unterschiedlich sein. Sie ist geprägt von genauem Beobachten und Reflektieren des Erlebens des Klienten und auch des Therapeuten.

Es ist möglich, dass über mehrere Sitzungen das Erleben in nur einem Quadranten und die passenden Übungen und Angebote im Vordergrund stehen. Es kann aber auch sein, dass bei einer entsprechenden Diagnose alle vier Erlebensbereiche in jede Sitzung einfließen. Die einzelnen Übungen, die in den jeweiligen Quadranten angeboten werden, sind sehr vielfältig und erfordern beim Therapeuten ein hohes Maß an Kompetenz sowohl in reiterlichen Aspekten als auch in therapeutischen Methoden.

Die Auswahl der Übungen für den Klienten fasst der Reittherapeut in dem handlungsorientierenden Bogen zusammen. Bei einer hyperkinetischen Störung des Sozialverhaltens kann er folgendermaßen aussehen:

Tabelle 7: Handlungsorientierung, Hyperkinetische Störung des Sozialverhaltens, allgemein

Sinnstiftende/Identitätsebene	Körperliche Ebene
■ Vertiefende Focusingprozesse auf dem Pferd, z.B. können dabei folgende Fragen im Vordergrund stehen: Wer bin ich? Wie sind meine Wünsche? Wie stelle ich mir die Zukunft vor? Woran habe ich Spaß? ■ Stärken hervorheben	■ Entspannungs- und Spürübungen auf dem Pferd ■ Ausdauerübungen ■ Geschicklichkeitsspiele ■ Frage-Antwort-Spiel zum Thema Pferd, um die Konzentration zu fördern

Psychisch-emotionale Ebene

- Aufgaben stellen, z.B. kleine Putzsequenzen, die der Klient meistern kann, auch Hausaufgaben um den Selbstwert zu erhöhen („ich kann etwas")
- Ritualisierungen, z.B. zur Begrüßung und zum Abschied um Vertrauen aufzubauen. Nähe herstellen durch Abstreicheln, Spürübungen
    › schaffen Vertrauen
- Ausgiebiges Schmusen und stille Zeiten zulassen
    › zur Ruhe kommen
- Focusingprozesse auf dem Pferd

Soziale Ebene

- Umgang mit dem Pferd einüben: Führen, füttern, pflegen, reiten – dabei Einhalten von Regeln üben
- Auseinandersetzung mit den eigenen Grenzen und denen des Pferdes – in der Bodenarbeit mit dem Pferd, beim Putzen
- Das „Du" wahrnehmen und soziale Verantwortung annehmen durch putzen, füttern, artgerecht halten, evtl. medizinisch versorgen. Dies dient vor allem dem Beziehungsaufbau.

Wenn wir uns wieder speziell unserem Klienten Christof zuwenden, kann der Handlungsplan folgendermaßen aussehen:

Tabelle 8: Handlungsorientierung, Hyperkinetische Störung des Sozialverhaltens, klientenspezifisch

Sinnstiftende/Identitätsebene

- Vertiefende Focusingprozesse auf dem Pferd, z.B. können dabei folgende Fragen im Vordergrund stehen:
  Wer bin ich?
  Wie sind meine Wünsche?
  Wie stelle ich mir die Zukunft vor?
  Woran habe ich Spaß?
  Was kann mich motivieren
- Stärken hervorheben

Körperliche Ebene

- Vorbereitende Versorgung, speziell putzen des Pferdes vor und nach dem Reiten als Parallele zu eigenen Bedürfnissen und Umgang mit dem eigenen Körper nutzen
- Selbstständiges Führen des Pferdes:
    › Im Schritt: Wie muss ich mich bewegen? Wie verhält sich das Pferd dazu?
    › Im Trab: Wie schnell muss ich sein, damit das Pferd trabt?
- Reiten über Stangen. Dabei Aufmerksamkeit auf den Körper: Wie bewegt sich das Pferd, wie bewege ich mich?

- Reiten in unterschiedlichen Gangarten – Aufbau von Köperspannung im Wechsel mit Entspannung
- Atemübungen

Psychisch-emotionale Ebene

- Vertrauen zum Pferd aufbauen, sich tragen lassen (können)
- Aufgaben stellen
- Focusing-Fragestellungen: „Wie fühlt sich das an?" zur aktiven weiteren Gestaltung des Therapieverlaufs durch den Klienten nutzen, auch als Raum für Wünsche, Bedürfnisse, die auch verbalisiert werden
- Das eigene, jetzige Erleben bewusst spüren
- Klientenzentrierte Grundhaltung
- Anerkennung und Zuwendung

Soziale Ebene

- intensive Beziehung zwischen Pferd, Klient und Therapeut als verlässliche Dreierbeziehung
- Übernahme von Verantwortung für das Pferd und die Materialien in der Stunde
- Pferd als Sozialpartner wahrnehmen und anerkennen, dessen Bedürfnisse, Reaktionen auf das eigene Tun erkennen und reflektieren
- Verbale und nonverbale Kommunikationsmöglichkeiten nutzen
- Therapiehof als Rahmen und Möglichkeit zur aktiven, positiven Freizeitgestaltung
- Kennenlernen anderer Jugendlicher

4. Übungen

4.1 Die Basisübungen

Auf den folgenden Seiten stellen wir Grundübungen vor, die Ihnen als Anregung dienen sollen. Sie wurden entwickelt, um den Klienten dabei zu helfen, aus dem Alltagsleben herauszutreten, um sich auf dem Pferd zu verankern und achtsam für seine Zeichen zu werden. Diese Übungen bewähren sich auch seit vielen Jahren in der therapeutischen Praxis als Einstiegsübungen ins Focusing. Durch spezielle Körperhaltungen wird es den Klienten ermöglicht, seine Aufmerksamkeit im Brust- und Bauchraum zu verankern. Diese Körperregion ist auch für das Focusing ein zentraler Raum. Soll das Focusing erfolgreich angewendet werden, müssen die Klienten in der Lage sein, ihre ganze Aufmerksamkeit auf diesen Bereich zu richten. Ein zentraler Aspekt ist dabei die Atmung.

■ **Richtig atmen**

Zuerst wird der Körper so in Position gebracht, dass der Atem tief und entspannt fließen kann. Die Atmung dient dabei auch als Kontrolle, ob die Positionen richtig eingenommen sind. Nur in der richtigen Position ist die Bauchatmung möglich. Durch die Bauchatmung fließt die Aufmerksamkeit in den Beckenraum. Mit jedem Atemzug kann das Pferd bewusster wahrgenommen und gespürt werden.

4.1.1. Ball halten

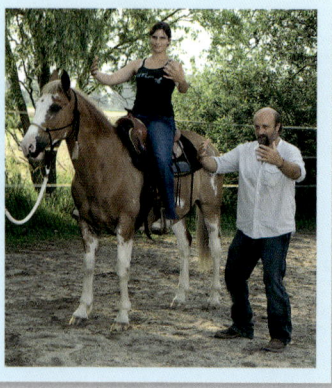

■ In dieser Übung werden Hände etwa in Augenhöhe gehalten, so wie man einen Ball in der Größe eines Gymnastikballs halten würde.

Anfänglich kann es sogar nützlich sein, einen konkreten Ball als Hilfsmittel zu nehmen, damit die Arme und Hände in die richtige Position gebracht werden. Wichtig ist, dass die Schultern nicht nach oben gezogen werden. Vielmehr sollen die Schultern so entspannt werden, dass sie durch das Gewicht der Arme nach unten gezogen werden. Der Kopf liegt entspannt auf der Halswirbelsäule, während das Kinn leicht in Richtung Brustbein gesenkt ist.

Eine Hauptwirkung dieser Übung ist, dass der Atem deutlich in Becken- und Bauchraum wahrnehmbar wird. Sobald die Position eingenommen ist, wird der Klient aufgefordert wahrzunehmen, wie sich die Bauchdecke hebt und senkt. Die Wahrnehmung wird immer wieder in diese Region gelenkt. Im zweiten Schritt geht es um die Wahrnehmung vom Beckenraum, den Sitzhöckern und dem Kontakt mit dem Pferd.

Diese Übung ist bewusst als Einstiegsübung gewählt, weil sie zunächst sehr anstrengend ist. Das heißt, sie kostet zunächst Energie. Die Aufmerksamkeit wird so lange wie möglich gehalten, maximal jedoch 2 – 3 Minuten.

In dieser Phase ist es wichtig, die Position zu korrigieren und dem Klienten die Anleitung zu geben, über die Wahrnehmung der Bauchatmung die richtige Position der Hände zu erkennen.

■ **Direkt darauf folgt eine „Loslass-Übung".**

4.1.2. Hände auf Oberschenkel

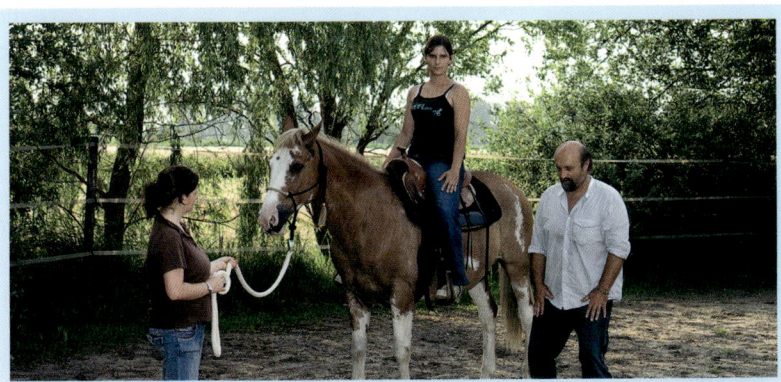

■ Hierbei bewegen sich die Arme und die Hände langsam mit dem Ausatmen nach und nach mit den Handflächen nach unten, bis sie auf den Oberschenkeln liegen. Der Klient wird aufgefordert, diese Entspannung wahrzunehmen und besonders die Wärme zwischen Handfläche und Oberschenkeln zu fühlen.

4.1.3. Hände auf Brustraum

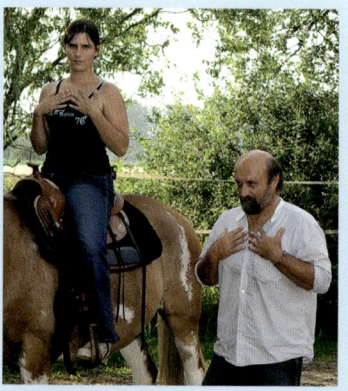

Eine vertiefende Loslass-Übung ist die Übung „Hände auf dem Brustraum". Auch hier stellt das Wärmegefühl in der Brust und Wahrnehmung der Bauchatmung im Vordergrund. Dabei werden die Hände nach oben geführt und mit gespreizten Fingern auf den Brustraum gelegt.

Dabei soll die ganze Atmung wahrgenommen werden: Wie bei einer Welle hebt sich zunächst der Bauch, dann der Brustbereich.

4.1.4. Drehübung

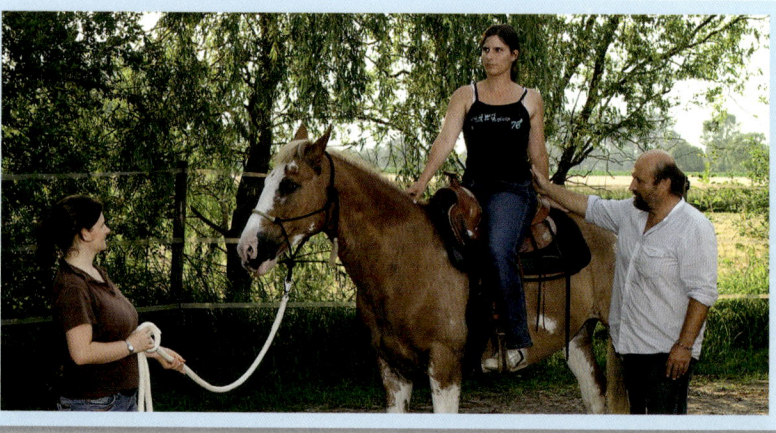

In dieser Übung geht die rechte Hand nach hinten zur Kruppe (hinterer Pferderücken), die linke Hand geht nach vorne zum Pferdehals, entspannter Blick geht schräg nach vorne. Unbedingt darauf achten, dass der Hals nicht überstreckt wird. Das Becken wird nach vorne geschoben, der Bauch nach außen „gedrückt". Auch hier sollen die Bauchatmung und die Sitzhöcker wahrgenommen werden.

Diese Übungen werden mehrmals wiederholt, bis der Therapeut beobachten kann, dass die Atmung tief geht.

4.2. Fortgeschrittene Basisübungen

4.2.1. „Energieball"

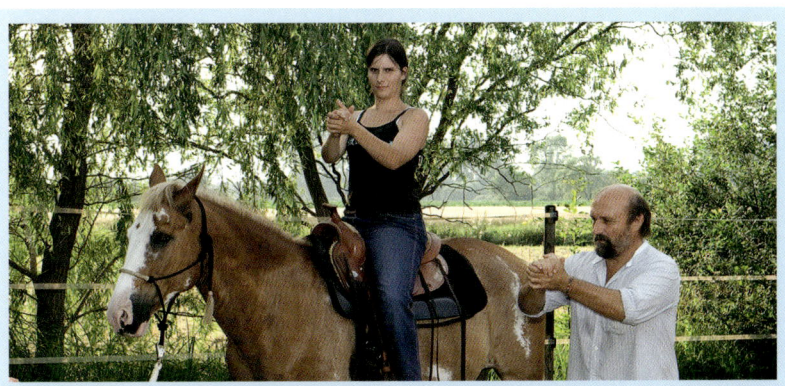

■ Der Klient sitzt auf dem Pferd und soll seine Hände vor sich reiben, bis sie warm werden.

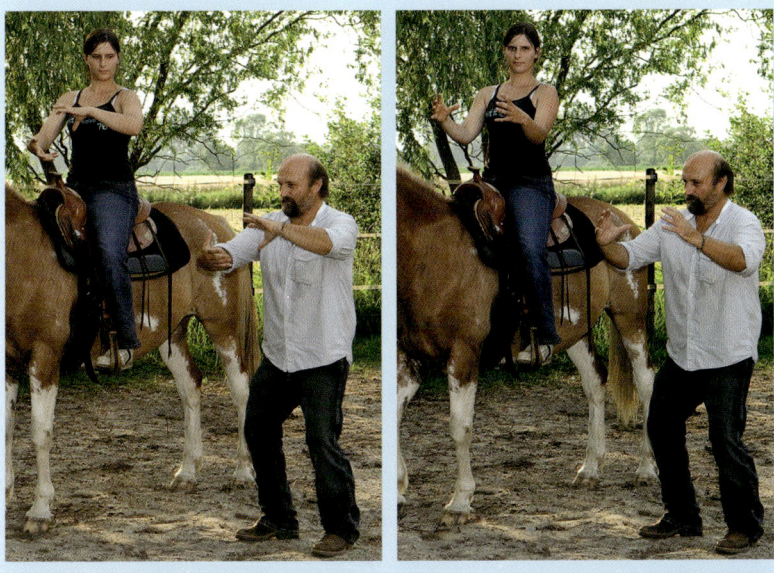

■ Wenn die Hände warm sind, soll der Klient die Hände so bewegen, als würde er einen Ball formen.

■ Dieser „geformte" Ball wird dann in Richtung Brustraum geschoben, auf Höhe des Brustraums öffnet sich der Ball und die Hände legen sich auf den Brustraum. Dort soll wieder ganz bewusst die Wärme gespürt werden.

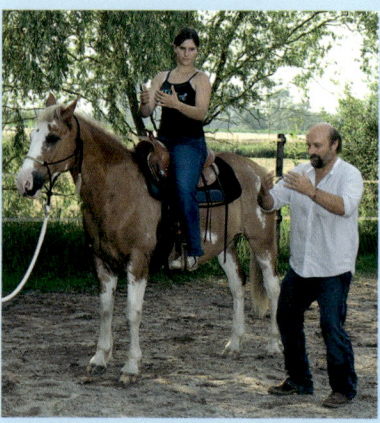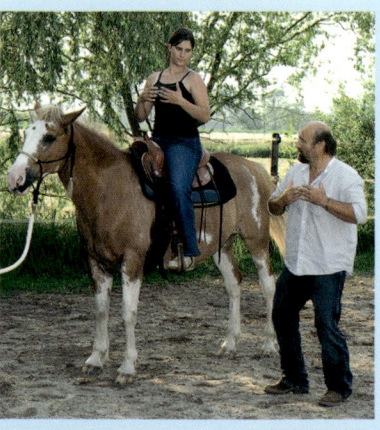

4.2.2. Lockerungsübung für den Nackenbereich

■ Klient sitzt auf dem Pferd und die Arme werden im Rhythmus der Atmung nach vorne und hinten geschwungen: Beim Einatmen nach vorne, beim Ausatmen nach hinten schwingen.

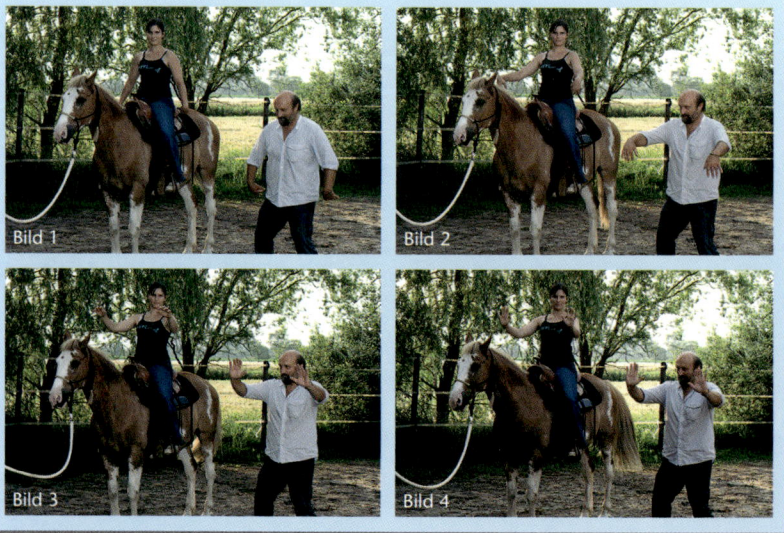

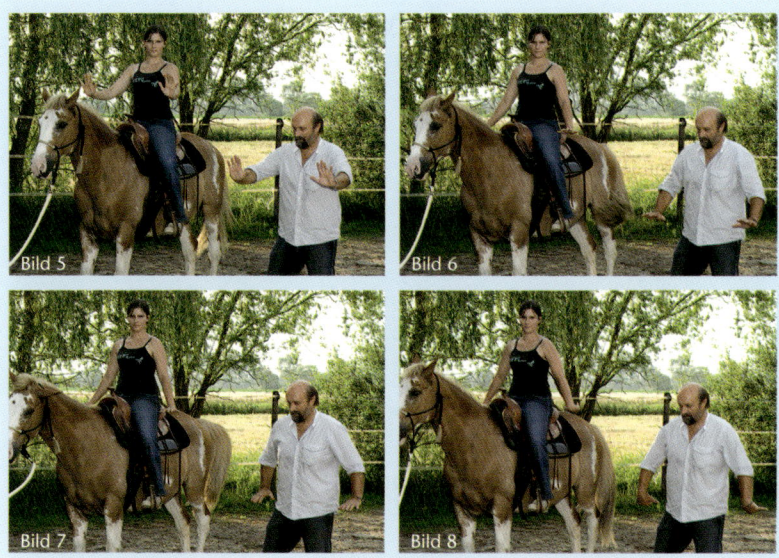

4.3. Spezielle Übungen zur Wahrnehmung der Atmung

4.3.1. Flügelschlag

- Fester Sitz auf dem Pferd, die Hände gehen seitlich nach oben mit Handflächen nach oben gerichtet, in Bauchnabelhöhe werden die Hände gehalten, beim Einatmen bewegen sich die Hände nach oben bis auf Schulterhöhe. In Schulterhöhe werden die Handflächen nach unten gedreht und beim Ausatmen gehen die Hände nach unten.

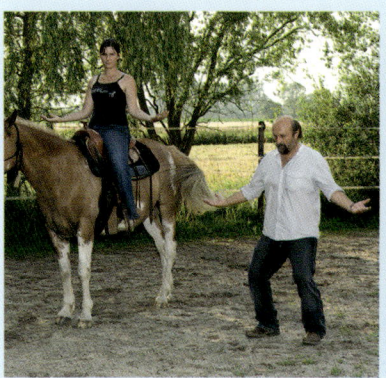
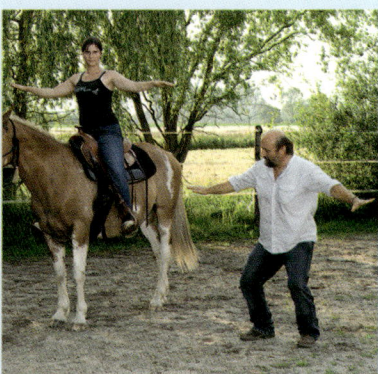

■ Diese Übung kann auch im Sattel erfolgen: Dann sollte beim Einatmen der Klient in die Steigbügel stehen, beim Ausatmen setzt er sich in den Sattel.

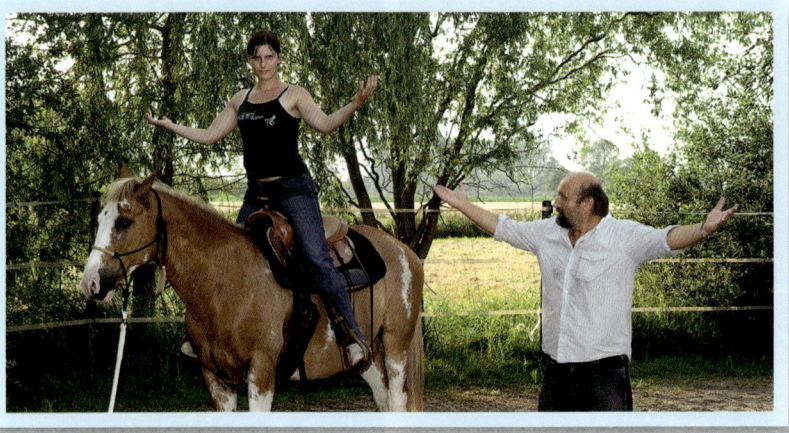

4.3.2. Handschale

■ Die Hände werden zu einer Schale geformt, der Blick geht nach vorne. Beim Einatmen werden die Arme mit den zur Schale geformten Händen nach oben gezogen bis zur Brusthöhe.

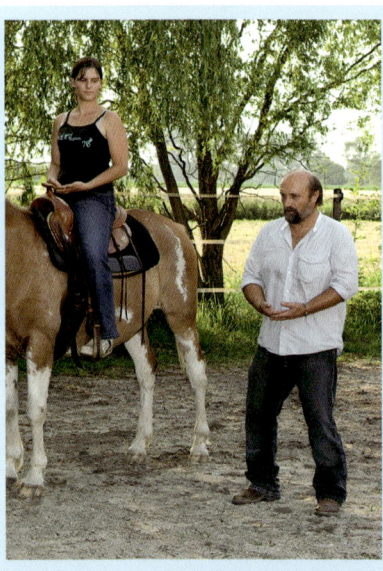
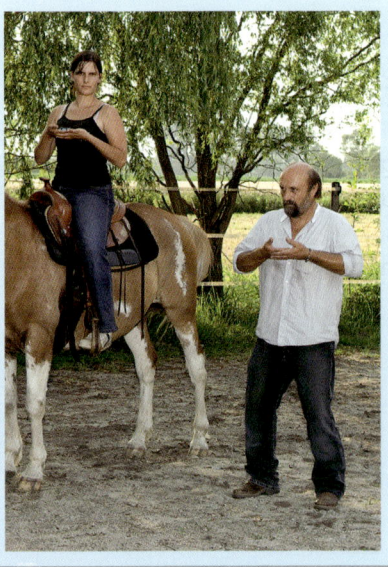

■ Auf Brusthöhe sollen sich die Hände nach unten drehen, und beim Ausatmen werden die Arme nach unten „gedrückt".

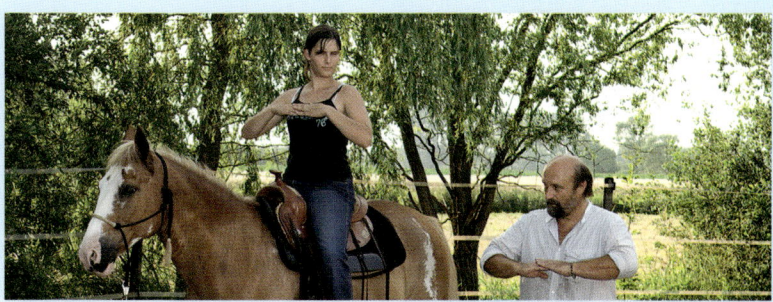

■ Auf der Höhe des Unterleibes wird die „Hand-Schale" wieder nach oben gedreht (rechtes Bild).

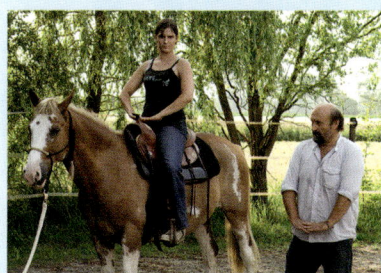 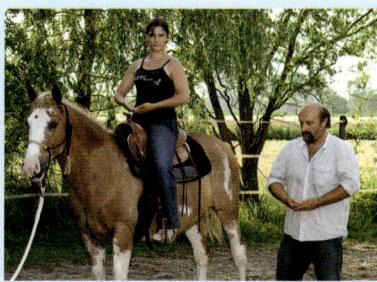

■ Dann werden beim erneuten Einatmen die Arme wieder nach oben gezogen bis zum Hals. Auf Halshöhe, werden die Handflächen nach unten gedreht, die Schale öffnet sich und die Arme strecken sich jeweils seitlich nach außen, dann beim Ausatmen bewegen sich beide Arme nach unten, mit den Handflächen nach unten.

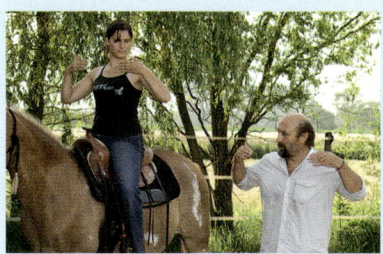 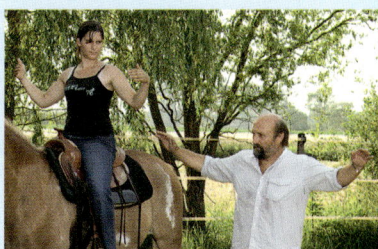

■ Auf Beckenhöhe wird wieder eine Schale geformt, diese beim Einatmen nach oben gezogen bis auf Augenhöhe. Dort öffnet sich die Schale wieder, beide Arme werden seitlich ausgestreckt und mit den Handflächen nach unten gerichtet parallel abgesenkt.

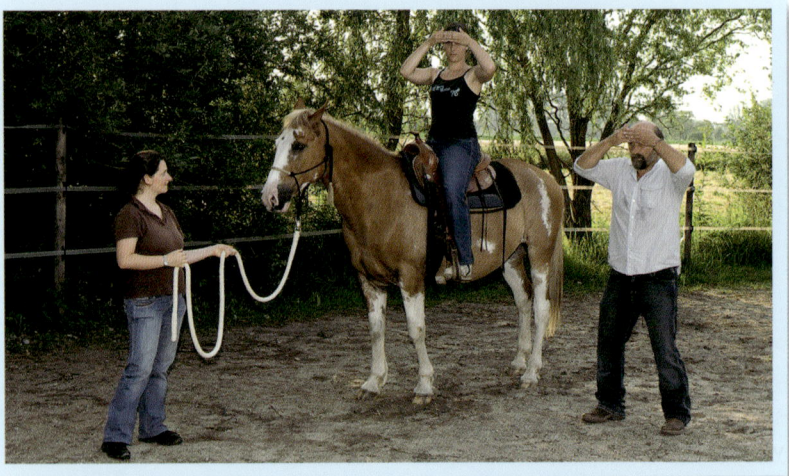

Mit fortgeschrittenen Klienten kann diese Übung auch im Sattel erfolgen: Dabei soll der Klient beim Einatmen in den Sattel stehen, beim Ausatmen gleichzeitig wieder in den Sattel sitzen. Anschließend an diese Basisübungen kann ein Focusing auf dem Pferd erfolgen. Wenn nötig, kann zuvor noch eine Entspannungsübung (z.B. Reise durch den Körper) vorangestellt werden.

Wenn kein Focusing erfolgen soll, können die entsprechenden Übungen zu dem jeweiligen Erlebensfeld eingesetzt werden.

4.4. Achtsamkeitsübungen

4.4.1. Der Einsatz von Achtsamkeitsübungen in der Psychotherapie

Achtsamkeitsübungen sind ein wichtiger Bestandteil unserer therapeutischen Arbeit. Diese Übungen können je nach Thematik im körperlichen, im psychisch-emotionalen oder im sinnstiftenden Quadranten eingesetzt werden.

Wir möchten jedoch daraufhin hinweisen, dass diese Übungen nur dann eingesetzt werden sollten, wenn die entsprechenden Techniken beherrscht werden und der Anwender über genügend Selbsterfahrung in diesem Bereich verfügt. Aufgrund unserer Erfahrung zeigt sich, dass diese Übungen, wenn sie von fachlich fundierter Hand angeleitet werden und als fester Bestandteil in den therapeutischen Prozess eingebaut sind, sehr effektiv sein können. Gleichzeitig müssen wir allerdings davor warnen, sie unreflektiert und ohne das fachliche Hintergrundwissen und die notwendige Erfahrung einzusetzen. Es ist in der psychotherapeutischen Arbeit mittlerweile sehr populär geworden, über Achtsamkeit zu sprechen und sie in therapeutische Prozesse einzubinden[36]. Prinzipiell ist dieses Interesse zu begrüßen, jedoch hat dies auch eine Schattenseite. Durch diese Übungen berührt der Klient oftmals sehr tiefe Schichten seiner Persönlichkeit. Damit können auch schmerzhafte Erinnerungen und unbewältigte Konflikte aktualisiert werden. Dies kann bei fachlicher Begleitung eine große Bereicherung für den Therapieprozess darstellen. Mittlerweile gibt es zahlreiche Erfahrungen und klinische Studien zur Wirksamkeit von Achtsamkeitsübungen[37]. Die Wirksamkeit hängt jedoch sehr stark davon ab, bei welcher Erkrankung diese Übungen eingesetzt werden, wie konsequent sie angewendet werden und wie sicher der Therapeut in dieser Technik ist.

Oftmals werden diese Übungen auch dort eingesetzt, wo die traditionellen Verfahren nicht mehr ausreichend sind. Die meisten dieser Übungen haben eigentlich ihren Ursprung in verschiedenen spirituellen Schulen und verfügen dort über eine oft jahrhundertlange Tradition, z.B. im Buddhismus die Vipassana-Meditation oder die Übung des Zazen, im Hinduismus verschiedene Techniken des Yoga, im Taosimus Tai Chi, im Islam der Sufismus/Dhikr und im Christentum die Kontemplation. Populär wurden diese Übungen erst in der zweiten Hälfte des letzten Jahrhunderts durch die Öffnung unserer Kultur der östlichen Traditionen gegenüber. Im westlichen Bereich legte 1927 der Berliner Psychiater Johannes Heinrich Schulz durch das Autogene Training Grundlagen des achtsamen Umgangs mit sich selbst, wenn dies auch als reine Entspannungsübung verstanden werden kann.

In ihrer eigenen spirituellen Suche entdeckten einige Psychotherapeuten die heilsame Kraft der Achtsamkeit und integrierten diese dann in ihre Psychotherapien. Im Grunde ist das Focusing auch eine besondere Form der Achtsamkeit und Aufmerksamkeitslenkung.

Die Achtsamkeitsübungen sind wertvoll und gehen mit Selbstverwirklichung einher. Deshalb setzen wir sie in unseren Therapien ein.

[36] Zum Überblick: Heidenreich & Michalak, 2006   [37] Vgl. Michalak, Heidenreich & Bohus, 2006

4.4.2. Erste Schritte einer Achtsamkeitsübung

Der Klient wird eingeladen, mit seiner Atmung in Kontakt zu gehen. Wichtig dabei ist, dass er angeleitet wird, den Atemvorgang nicht zu forcieren, sondern einfach nur zu beobachten, wie der Atem kommt…, wie der Atem geht…, wo er ihn wahrnimmt…, wie er ihn wahrnimmt. Voraussetzung für alle Achtsamkeitsübungen ist, dass dabei kein Leistungsdruck entsteht. Wir in unserer westlichen Kultur wollen die Dinge häufig „gut und richtig machen". Deshalb ist der Klient darauf hinzuweisen, dass es in der Übung nicht darum geht, etwas „richtig zu machen". Und man muss dem Klienten erklären, wie er mit scheinbaren „Störungen" (Geräusche, ablenkende Gedanken, körperlichen Phänomenen wie Muskelzucken, Schmerzen) umgehen kann.

Je nach Persönlichkeit des Klienten können wir zwei Möglichkeiten anbieten:

> ① Für Personen, die weniger leistungsorientiert sind, empfehlen wir: Gedanken, die den Prozess der Aufmerksamkeit für den Atem verhindern, sollen nicht beachtet und nicht gewertet werden. Eine Hilfestellung dabei für den Klienten ist, dass er die Gedanken „wie Wolken an sich vorbeiziehen lassen" soll.

Aus der praktischen Erfahrung wissen wir, dass diese Technik nicht bei allen Menschen funktioniert. Menschen mit sehr hohem Leistungsanspruch und Perfektionsstreben sind zu sehr mit den ablenkenden Vorgängen an sich beschäftigt. Für diese kann es statt zur Entspannung zu einer Verkrampfung kommen. Deshalb raten wir für diese Menschen zu einem anderen Weg:

> ② Wir erklären dem Klienten, dass es einfacher ist, die Aufmerksamkeit zu halten, wenn wir dem Geist etwas anbieten, an dem er seine Aufmerksamkeit binden kann. Dabei ist es wichtig, dass der Klient versteht, dies nicht krampfhaft und verbissen zu tun, sondern es geschehen zu lassen und dem Geist die Möglichkeit zu geben, lange bei dem Objekt der Aufmerksamkeit, z.B. die Atmung zu bleiben. Wenn der Klient von der Atmung abgelenkt wird, mit seinen Gedanken umherwandert, so soll er dies geschehen lassen. ❯

> ❭ Erst wenn er merkt, dass er mit seiner Aufmerksamkeit nicht mehr beim Atem ist, soll er mit einer sanften, liebevollen Weise wieder zurück zum Atem kommen und dort so lange verweilen, wie er seine Aufmerksamkeit halten kann.

Die ablenkenden Gedanken sollen keinen Stress auslösen. Der Klient soll sich die Erlaubnis geben, es geschehen zu lassen.

Weitere (focusingorientierte) Achtsamkeitsübungen finden sich bei Klaus Renn (Leiter des Deutschen Ausbildungsinstitut für Focusing und Focusing-Therapie) in seinem schönen Buch „Dein Körper sagt dir, wer du werden kannst. Focusing – Weg der inneren Achtsamkeit"(2008).

4.4.3. Der Bodyscan

Der Bodyscan wurde in der Tradition der Vipassana-Meditation, eine buddhistische Meditationsform, entwickelt. Diese Übung wird z.B. regelmäßig im Rahmen der achtsamkeitsbasierten Stressreduktion (MBSR) praktiziert.

Dabei wird der ganze Körper erforscht, in dem man mit der Aufmerksamkeit systematisch durch die einzelnen Körperteile wandert und das Körpergefühl nachspürt. Man kann die Übung im Liegen, im Sitzen oder auch im Stehen durchführen. Im Gesamten dauert sie 40 – 45 Minuten, kann aber auch kürzer durchgeführt werden.

> Begonnen wird in der Regel mit der Konzentration auf die Atmung. Dabei spürt man bewusst das Heben und Senken der Bauchdecke und/oder des Brustkorbs. Nach ca. 2 Minuten wird die Aufmerksamkeit auf den linken großen Zeh, dann auf den kleinen Zeh und aller Zehen dazwischen gerichtet. Vom linken Fuß wandert man mit der Aufmerksamkeit das linke Bein entlang bis zum Becken und Schambereich. Dann widmet man sich in derselben Weise dem rechten Bein, bis man sich wieder im Bereich des Schambeins zentriert. Weiter geht es mit der Aufmerksamkeit den Rücken und den Bauch und Brustkorb entlang nach oben. Dabei wird Schritt für Schritt versucht, die einzelnen Körperregionen zu spüren.
> Von den Schultern aus wird die Aufmerksamkeit auf die Hände gelenkt und von dort die Arme entlang nach oben bis zu den Schultern. Von den Schultern ausgehend wird der Kopf- und Gesichtsbereich ❭

> erspürt. Abschließend kann man noch eine Weile bei der Wahrnehmung des gesamten Körpers verweilen. Durch tiefes Durchatmen und eventuelle sanfte Bewegungen des Körpers kehrt man dann wieder zurück ins „Alltagsbewusstsein".

Wichtig bei dieser Übung ist es zu versuchen, in die einzelnen Köperregionen hineinzuspüren und mit einer nicht wertenden Haltung das wahrzunehmen, was man spüren kann – auch wenn es vielleicht bei manchen Körperteilen ein Nicht-Spüren ist.

Auch hier gilt wieder, bevor der Therapeut dem Klienten diese Übung anbietet, sollte er selbst Erfahrungen damit gemacht haben. Eine Anleitung auf CD findet man z.B. bei Jon Kabat-Zinn (1999).

4.4.4. Achtsamkeitsübungen mit und auf dem Pferd

> *Vergiss das Gestern, denn es ist vergangen,*
> *das Morgen kommt, du brauchst es nicht verlangen,*
> *Du sollst dich nicht an das, was nicht ist, ketten,*
> *denn Freude kannst du nur im Jetzt empfangen.*
> *(Omar Khayyam)*

Die oben beschriebenen Übungen (z.B. Bodyscan) können auch auf dem Pferd eingesetzt und dadurch teilweise intensiviert werden. Daneben können viele Übungen gezielt als Achtsamkeitsübungen eingesetzt werden, je nachdem worauf der Schwerpunkt der Aufmerksamkeit gelegt wird. Exemplarisch stellen wir einige Übungen vor:

① Atem wahrnehmen

Hier wird der Klient eingeladen, bewusst die Atmung des Pferdes wahrzunehmen. Besonders für Kinder kann es einfacher sein, über den Atem des Pferdes zu ihrem eigenen Atem zu gelangen und sich diesem gewahr zu werden. Zum Beispiel kann der Klient dazu aufgefordert werden, die Hand auf das Pferd zu legen und dessen Atmung wahrnehmen. Über die Körperwahrnehmung des Pferdes kann der Klient zu einer eigenen Entspannung finden oder der Klient befeuchtet seinen Handrücken und hebt diesen unter die Nase des Pferdes, so dass der Klient den Atem des Pferdes spüren kann. >

❱ Nach der Grundübung kann man den Klienten auch wahrnehmen lassen, wie sich der Pferderücken mit der Atmung hebt und senkt. Dies schult die Wahrnehmung und die Aufmerksamkeit des Klienten.

② Geräusche suchen

Der Klient sitzt auf dem Pferd und wir geben ihm die Anleitung, alle Geräusche, die er wahrnimmt, ganz bewusst wahrzunehmen, z.B. Bewegungsgeräusche vom Pferd, Geräusche vom Sattel, von den Hufen, Geräusche von außen. Bei jedem Geräusch soll er möglichst so lange bleiben wie es geht. Dabei sollte der Klient dazu ermutigt werden, jedes Geräusch liebevoll einzuladen und eine freundliche Haltung den Geräuschen gegenüber einzunehmen.

Manche Klienten können auch angeleitet werden, für die einzelnen Geräusche Namen zu finden, z.B. Hufschlag, Vogelstimmen. In der nächsten Stunde nennt der Therapeut die einzelnen Namen der Geräusche und fordert den Klient damit auf, mit seiner Aufmerksamkeit zu dem jeweiligen Geräusch zu gehen. Dies schult die Wahrnehmung und sensibilisiert den Klienten.

③ Weitere Sinnesübungen

Neben den Geräuschen können auch *Gerüche* bewusst wahrgenommen werden oder man lenkt den Fokus der Aufmerksamkeit auf das *Sehen* und lässt sich langsam beschreiben, was der Klient sieht.

Dabei können die verschiedenen Perspektiven neben dem Pferd, hinter dem Pferd, vor dem Pferd und auf dem Pferd mit einbezogen werden. Zur Schulung des *Tastsinns* kann das Pferd an verschiedenen Stellen (Hals, Mähne, Rücken, Beine etc.) berührt werden. Dies spielt auch besonders beim Putzen und Richten des Pferdes eine Rolle. Dort besteht die Möglichkeit, dass der Therapeut neben der Tätigkeit des Putzens den Fokus auf Berührungen legt.

Werden die Hufe ausgekratzt, kann die Aufmerksamkeit auf das Gewicht des Pferdebeines gelegt werden, auf die Geräusche, die das Messer macht und natürlich auch auf die Gerüche.

> ③ **Achtsamkeit der Bewegungen**
>
> Als weitere Achtsamkeitsübung kann der Therapeut den Klienten dazu anleiten, seine Aufmerksamkeit auf die verschiedenen Körperregionen (Oberschenkel, Becken, Bauch etc.) zu lenken und die Bewegungen des Pferdes in den verschiedenen Gangarten oder auch im Stand wahrzunehmen.
> Wie fühlen sich die Bewegungen des Pferdes im Schritt an? Wie bewegt der Pferdekörper den Menschenkörper?
> Anschließend sollen die Bewegungen wahrgenommen werden, die das Pferd im Stand macht. Wie hebt und senkt sich sein Rücken, wenn es atmet? Diese Beobachtungen können dem Klienten verdeutlichen, dass etwas „in Bewegung ist", auch wenn er dies zunächst nicht vermutet hat. Noch deutlicher wird dies im fortgeschrittenen Stadium, wenn zwischen Trab und Schritt oder zwischen Galopp und Schritt gewechselt wird.

4.5. Übungen entsprechend der einzelnen Quadranten

Nachfolgend werden einige Grundübungen für die einzelnen Quadranten vorgestellt. Hier möchten wir jedoch ausdrücklich darauf hinweisen, dass dies kein abschließender Katalog an Übungen ist, sondern lediglich eine Anregung für die eigene erlebensorientierte Kreativität des Reittherapeuten sein soll.

Zudem verweisen wir an dieser Stelle auf die Übungen, die bei Maria Gäng in Ihrem Buch „Heilpädagogisches Reiten und Voltigieren" (2004) sowie in dem Buch „Reiterrallyes – Reiterspiele" (2006) von Marlit Hoffmann vorgestellt sind.

Aus eigener Erfahrung können wir berichten, dass es eine spannende Sache ist, mit dem Klienten gemeinsam auf Entdeckungsreise zu gehen und auch neue Dinge zu entfalten. Dabei sollten Sie beachten, nur solche Übungen anzubieten, die Sie erprobt haben und sicher durchführen können.

Wir weisen nochmals darauf hin, dass die Übergänge zwischen den einzelnen Quadranten fließend sind. Darum können die einzelen Übungen teilweise auch für verschiedene Quadranten angewendet werden. Im Grunde können die meisten Handlungen und Begegnungen je nach

Perspektive den vier Erlebensbereichen zugeordnet werden. Dabei lenkt der Therapeut die Wahrnehmung auf den jeweiligen Erlebensbereich. Das Putzen eines Pferdes hat beispielsweise einen körperlichen Aspekt durch die sinnliche Wahrnehmung dieses Lebewesens; einen sozialen Aspekt durch die Kontaktaufnahme zum Pferd; einen psychisch-emotionalen Aspekt bei Klienten, die ihre Ängste vor einem Pferd dadurch verringern können und es kann dem sinnstiftenden Erleben dienen, wenn der Klient Freude daran findet, jemand anderem etwas Positives zu tun und sich dadurch selbst als wertvoll annehmen kann.

Unter dieser Maxime sind die nachfolgenden dokumentierten Übungen lediglich Anregungen, die die Effekte zeigen sollen, die sie in den einzelnen Erlebensbereichen hervorrufen können.

4.5.1. Übungen für den körperlichen Quadranten

Beim *Putzen* des Pferdes können die Sinne des Klienten angesprochen werden. Dabei nimmt das Kind Körperkontakt auf.

Gleichzeitig können auch Ängste vor dem großen Tier langsam überwunden werden, was am rechten Kind deutlich wird, das sich vorsichtig an das Pferd herantastet (psychisch-emotionaler Bereich).

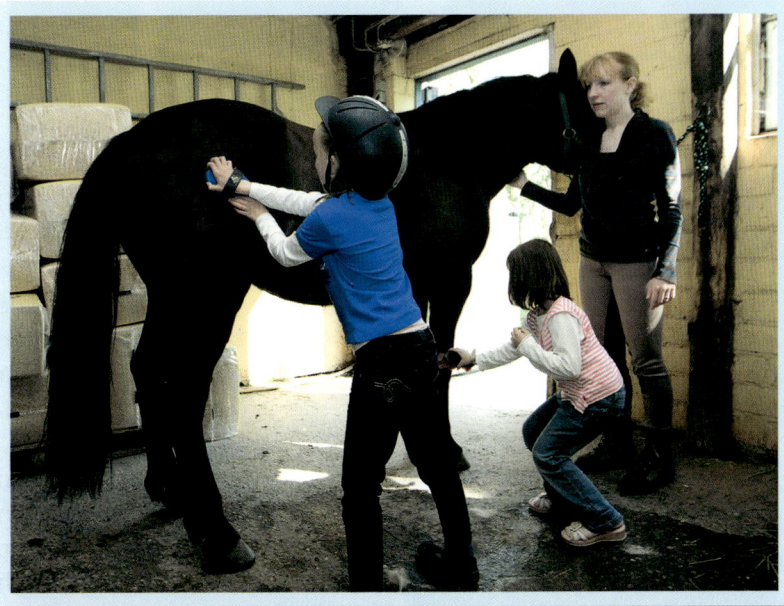

■ Diese Bild zeigt exemplarisch die Grundübung „Ball halten". Alle oben dargestellten *Basisübungen* eignen sich für das Erleben im körperlichen Quadranten, können aber auch als Achtsamkeitsübungen im Bereich des psychisch-emotionalen und sinnstiftenden Erlebens zur Anwendung kommen.

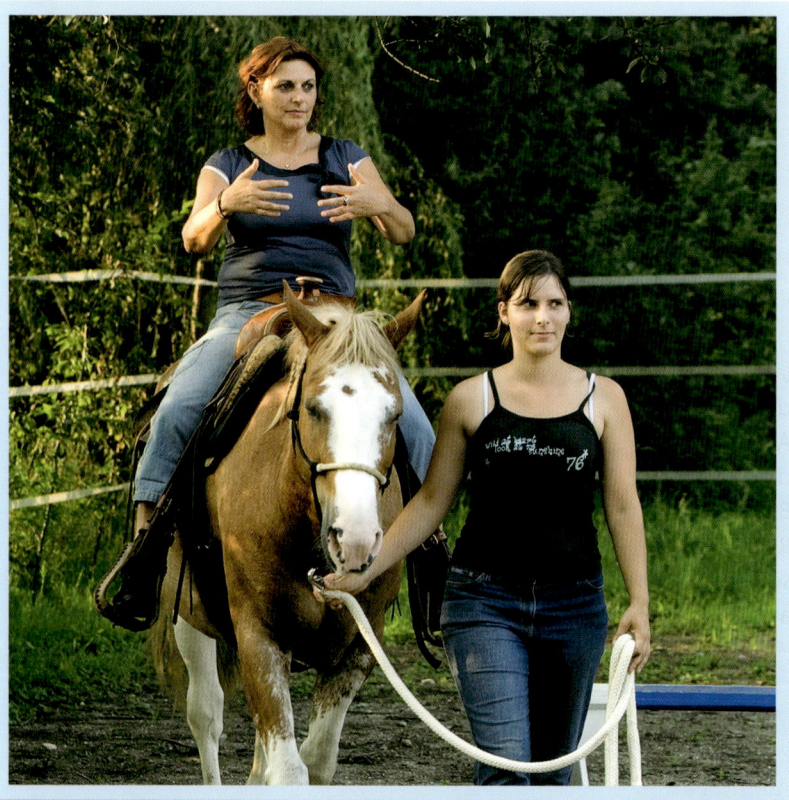

4.5.2. Übungen für den sozialen Quadranten

Hier eignen sich alle Übungen, die eine *Kontaktaufnahme* zwischen Klienten und Pferd ermöglichen. Dabei kann der Fokus des Therapeuten darauf gelegt werden, nach welchen Regeln die Kontaktaufnahme abläuft. Dem Klienten werden die Regeln des Pferdes erklärt und er kann eigene Erfahrungen damit machen. Hier stellen wir einige Eindrücke vor, wie diese Kontaktaufnahme erfolgen kann:

■ Das Kind geht eigenständig auf das Pferd zu, macht sich bemerkbar, tritt in Beziehung. Gleichzeitig nimmt das Kind die Besonderheiten des Pferdes wahr. Dabei können die Themen des körperlichen Erlebensbereiches thematisiert werden. Welche Gerüche können wahrgenommen werden? Wie fühlt sich das Fell an? Wie klingen die Hufe auf verschiedenen Untergründen?

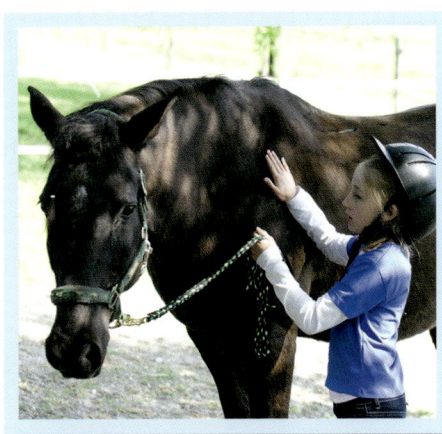

■ Das Kind zeigt Interesse an der Reaktion des Pferdes. Dies lässt sich daraus schließen, dass das Kind dem Pferd in die Augen schaut, Blickkontakt mit dem Pferd aufnimmt. Mit dem Blickkontakt will das Kind die Reaktionen des Pferdes auf seine Berührung und Kontaktaufnahme einschätzen.

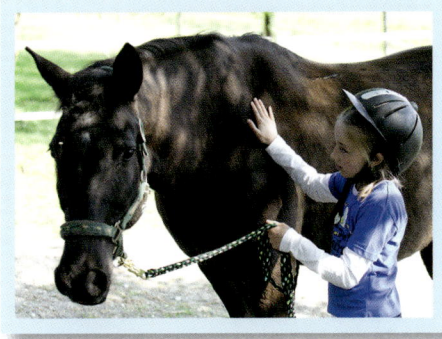

■ Dieses Bild zeigt die Übung zur Kontaktaufnahme über den Atem des Pferdes. Dabei kann das Kind den warmen Atem des Pferdes wahrnehmen (körperlicher Erlebensbereich). Dazu wird die Handinnenfläche des Kindes befeuchtet, um den Atem besser wahrzunehmen. Im sozialen Erlebensbereich steht die Kontaktaufnahme durch Sinneserfahrungen im Vordergrund.

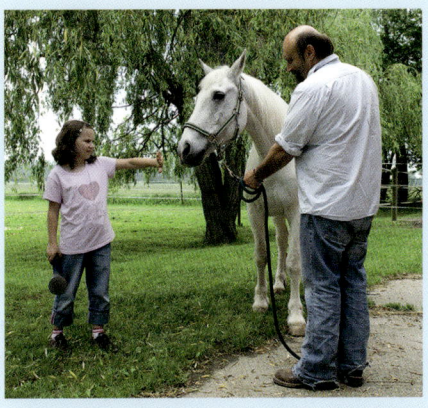

KAPITEL IV

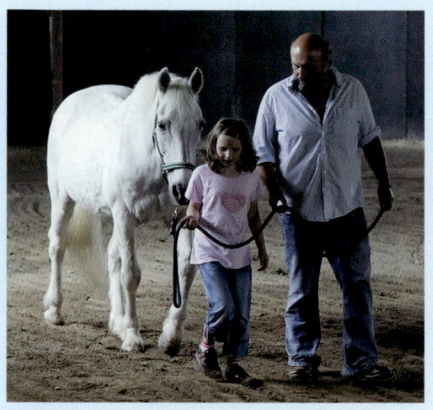

■ An diesem Bild wird deutlich, wie die Kontaktaufnahme weiter erfolgt. Es geht hier um die Erfahrung, dass mir jemand freiwillig folgt, weil er Interesse an mir hat. Dies wirkt sich zudem selbstwertstärkend aus. Diese Gefühle können für den Bereich des psychisch-emotionalen und identitätsstiftenden Quadranten mit dem Focusing weiter vertieft werden.

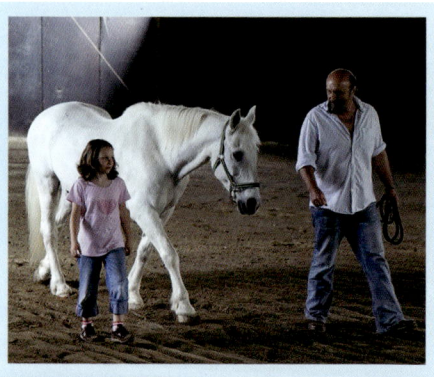

■ Hier soll deutlich werden, dass Therapeut und Klient zusammen mit dem Pferd arbeiten. Der Therapeut zeigt dem Klienten, welche Regeln beachtet werden müssen, damit das Pferd ihm ohne Zwang folgt (Aufzeigen und Einüben von Verhaltensweisen, die zwischen Lebewesen gelten).

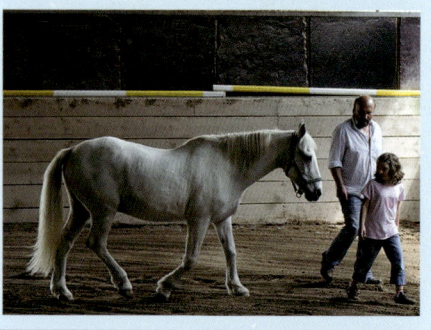

■ Der Therapeut lässt den Klienten diese Erfahrung unmittelbar nacherleben und erfahren. Diese Übung eignet sich aber auch dann, um im emotionalen und sinnstiftenden Quadranten die damit verbundenen Gefühle zu verbalisieren und schließlich auch im Alltag zu äußern.

Der Therapeut und der Klient arbeiten zusammen, wobei der Klient seine bisher erworbenen Kompetenzen unter der Begleitung des Therapeuten umsetzen darf. Zugleich wirkt diese Erfahrung auch selbstwertstärkend, wenn das Kind die Erfahrung machen kann, seiner Mutter etwas zeigen zu können. Dies ist psychisch-emotionales und sinnstiftendes Erleben.

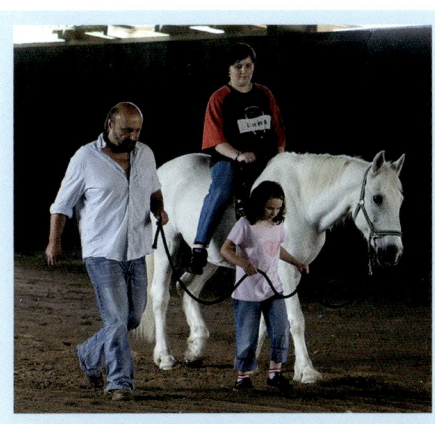

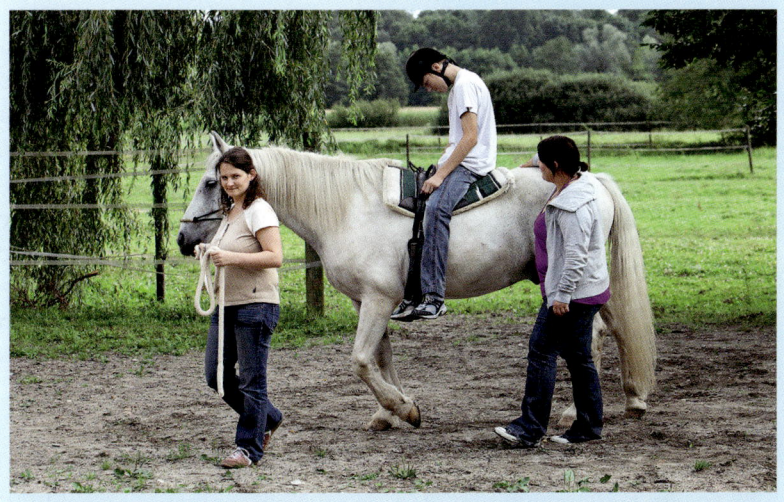

Hier eine besondere Art der Kontaktaufnahme bei einem Jugendlichen mit einer massiven Störung des Sozialverhaltens.

Möglich im Bereich des sozialen Erlebensbereichs sind auch *Interaktionsspiele* auf dem Pferd, in dem zwei Klienten miteinander Aufgaben auf dem Pferd lösen.

4.5.3. Übungen für den psychisch-emotionalen Quadranten

Einige Übungen der Kontaktaufnahme eignen sich auch für eine Vertiefung des psychisch-emotionalen Erlebens.

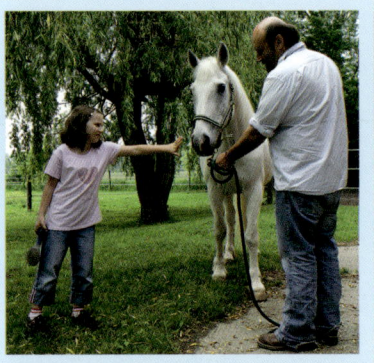

■ Wird die Übung „Kontaktaufnahme über den Atem" im psychisch-emotionalen Bereich angeboten, kann sie dazu dienen, Ängste und Zurückhaltung wahrzunehmen. Wichtig ist, dass der Therapeut dabei ist und in seiner Präsenz eventuell Ermutigungen geben kann.

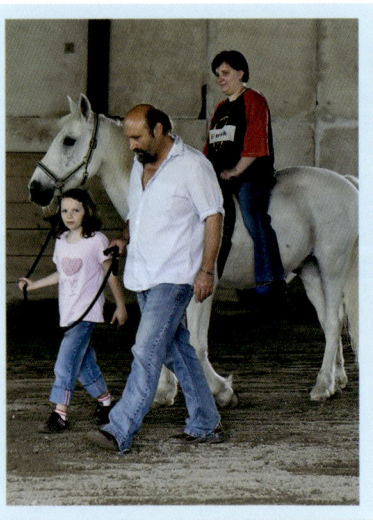

■ Wenn das Kind das Pferd mit seiner Mutter führt, kann sich dadurch noch weiter die Selbstwirksamkeit und damit das Selbstwertgefühl stärken. Dies kann wieder in focusingorientierten Fragen vertieft werden.

■ Selbst bei Kleinkindern kann im psychisch-emotionalem Bereich für weitere Entwicklungsschritte das Thema „Getragensein" Sicherheit vermitteln. Auch für die Bezugsperson können dabei die Themen „Loslassen" und „Verantwortung abgeben" bearbeitet werden. Hierbei führt die Reittherapeutin das Pferd und die reiterfahrene Pflegemutter interagiert mit dem Kind.

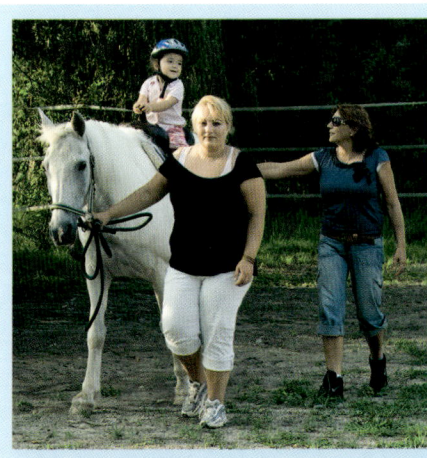

■ Auch bei kleinen Kindern sind die Gefühle durch den Einsatz von Pferden sehr schnell präsent, z.B. Ängstlichkeit und Unsicherheit. Wenn die Gefühle stark ausgeprägt sind ist es wichtig, zunächst nur im Stand auf dem Pferd zu sitzen. Erst wenn sich das Kind an das Pferd gewöhnt hat und zunehmend mehr Vertrauen fassen kann, geht man mit dem Pferd im leichten Schritt in Bewegung. Hier ist auch die Arbeit mit der Bezugsperson wichtig. Themen dabei können beispielsweise „Loslassen" oder „Symbiose überwinden" sein. Dies kann durch erlebensbezogene Gespräche mit der Bezugsperson erfolgen.

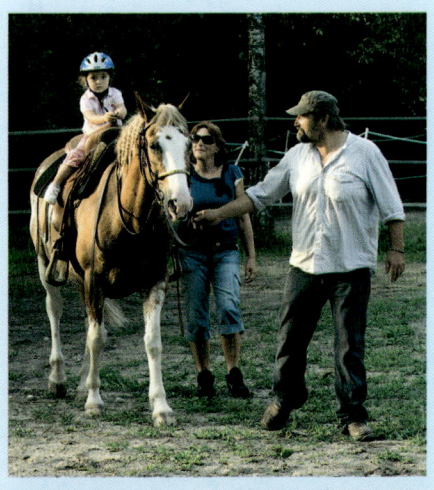

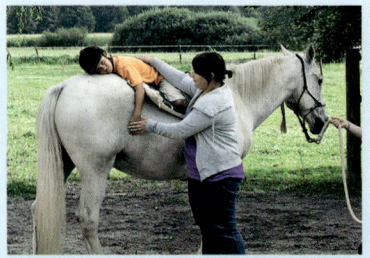

■ Das Kind liegt auf dem Pferd mit einem Voltigurt. Auch in dieser Übung zeigt sich neben der sinnlichen Erfahrung (körperlicher Bereich) das Erleben des Getragenwerdens, das sichtlich auch Freude und Beruhigung ermöglicht.

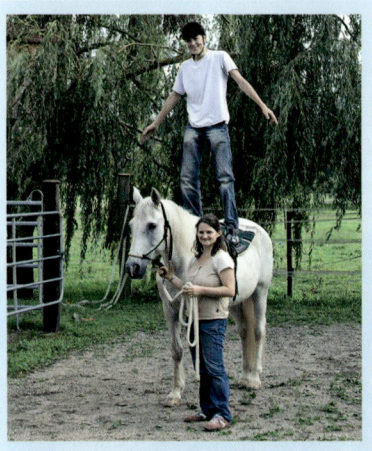

■ Im weiteren Schritt zeigt sich, dass die Kontaktaufnahme gelungen ist und der Jugendliche die Erfahrung des Getragenwerdens zulassen kann. Dadurch kann er wieder Zugang zu seinen Gefühlen finden, die er bisher nur in zerstörerischen Aktionen ausleben konnte.

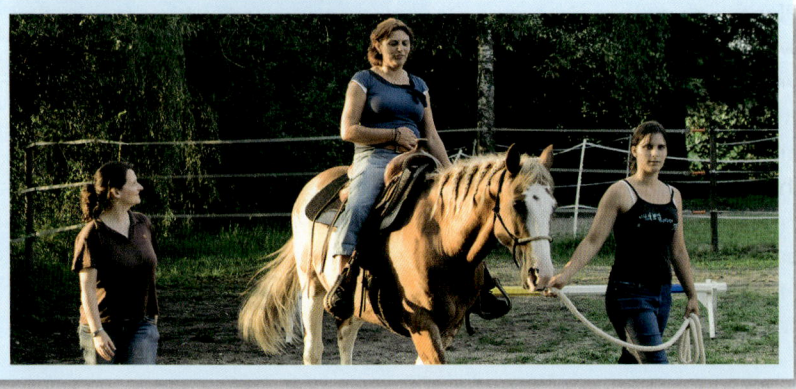

■ Dieses Bild zeigt einen Focusingprozess auf dem Pferd. Dabei führt die Assistentin das Pferd und sorgt damit für einen sicheren Rahmen, so dass sich die Therapeutin ganz dem Erleben des Klienten widmen kann.

Eine weitere Übung in diesem Bereich könnte z.B. das Freiraum schaffen durch Ballast abwerfen sein. Dies könnte konkretisiert werden, in dem man den Klienten tatsächlich kleine Sandsäckchen nach und nach abwerfen lässt.

4.5.4. Übungen für den identitäts-/sinnstiftenden Quadranten

Alle Erfahrungen in den einzelnen Erlebensbereichen zeigen sich schließlich auch in dem identitätsstiftenden Bereich, wenn sie entsprechend angeleitet werden.

- **Eine sinnstiftende Erfahrung**

Dieser Übung vorausgehend sollten Aufmerksamkeitsübungen sein, damit der Klient ein Höchstmaß an Präsenz erreicht. Der Klient kann dann die Erfahrung machen, dass er die Aufmerksamkeit eines anderen Lebewesens auf sich lenken

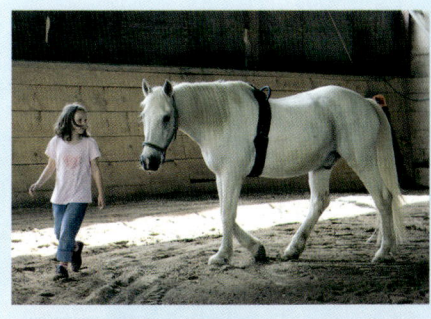

kann, wenn er selbst präsent ist. Der Therapeut leitet also den Klienten an, zunächst mit sich selbst in Kontakt zu kommen und dann mit dem Pferd in Kontakt zu kommen. Bei Anfängern oder Kindern ist es dabei wichtig, dass Pferde eingesetzt werden, die gut ausgebildet und verlässlich sind. Haben Klient und Pferd Kontakt zueinander aufgenommen, kann sich der Klient abwenden und das Pferd wird ihm hinterherlaufen.

Der Schwerpunkt wird darauf gelegt, dass der Klient erfährt, dass ein anderes Lebewesen an ihm interessiert ist.

- Schließlich kann es zu einer tiefen Begegnung mit dem Lebendigen kommen, die Sinn im eigenen Leben stiftet.

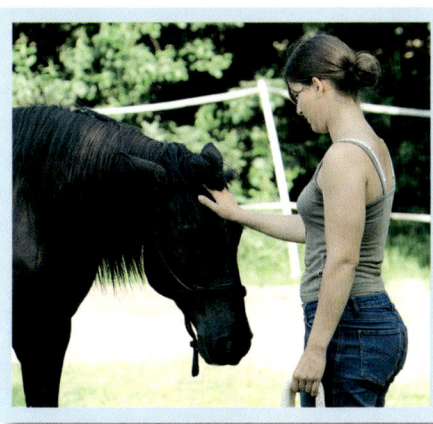

5. Beispiel für einen Therapieverlauf: Der 7-jährige Justin mit einer Kombinierten Störung des Sozialverhaltens und der Emotionen

Als Grundlage für die nachfolgende Darstellung durften wir freundlicherweise den Therapieverlauf der Abschlussarbeit von Claudia Bernauer, Absolventin der Ausbildung zur Experientiellen Reittherapeutin (*IFERT*), entnehmen und entsprechend für dieses Buch aufbereiten. Frau Bernauer berichtet darin über den Verlauf von 10 Stunden experientieller Reittherapie mit ihrem Klienten Justin (Name geändert)*.

5.1. Vorstellungsanlass

Fallbeispiel

Die Mutter von Justin wird vorstellig mit dem Wunsch: „Er soll lernen mit der Aggressivität umzugehen." Der Auftrag der Mutter befasst sich vorrangig mit den Aggressionen von Justin, die sie besonders zu spüren bekommt. In seinen plötzlichen Wutausbrüchen mache er Dinge kaputt, schmeiße damit oder gehe auf die Mutter los. Zudem habe er eine geringe Frustrationstoleranz. Er sei sehr geräuschempfindlich und lasse sich leicht ablenken, z.B. bei den Hausaufgaben. Zudem habe er Alpträume.

Im Anamnesegespräch können folgende Informationen eingeholt werden:

Justin kommt als Frühchen auf die Welt und wird von seiner biologischen Mutter zur Adoption freigegeben. Als Säugling ist Justin ein Schreikind. Mit 2 Jahren geht er zur Frühförderung. Mit 4 Jahren ist er in ergotherapeutischer Behandlung und seit dem 5. Lebensjahr ist Justin in Analytischer Kinderpsychotherapie. ›

---

* Frau Bernauer hat von 2005 – 2008 am IFERT die Ausbildung zur Experientiellen Reittherapeutin absolviert. Ein Teil der Abschlussprüfung ist dort die Abschlussarbeit, in der ausführlich die Arbeit mit einem Klienten beschrieben ist. Wir danken an dieser Stelle Claudia Bernauer recht herzlich für die Einwilligung, ihren Therapieverlauf für dieses Buch zur Verfügung zu stellen.

> Zwischen 2005 und 2006 geht die Familie zur Familientherapie. Vor der Einschulung zieht die Familie aus beruflichen Gründen des Vaters um. In Kindergarten und Schule fällt Justin durch seine mangelnde Verhaltenssteuerung und Impulskontrolle auf.
> Auf Anraten der Lehrer wird Justin beim Kinderarzt zur Ermittlung des kognitiven und emotionalen Entwicklungsstandes vorstellig. Durch Anwendung des Intelligenz- und Leistungstests K-ABC sowie durch projektive Verfahren kommt dieser zu folgendem Ergebnis:
>
> „Justins momentane intellektuelle Fähigkeiten (einzelheitliches Denken und ganzheitliches Denken) liegen im unteren Bereich eines altersgerechten intellektuellen Funktionsniveaus. J. zeigt gute Leistungen bei Anforderungen, die durch folgerichtiges oder serielles Denken gelöst werden. Es werden Teilleistungsschwächen bei Anforderungen deutlich, die das logisch-abstrakte Denken betreffen. Kleinere Schwächen werden im Gedächtnis für Bewegungsfolgen deutlich.
> In der Fertigkeitenskala, die das erworbene Wissen erfasst, erbringt er altersgerechte Werte, was auf eine sehr gute schulische und häusliche Förderung hinweist. Leistungsfördernd wirkt sich J.'s Aufgeschlossenheit gegenüber der Umwelt, sein sprachliches Verständnis und sein verfügbarer Wissensschatz.
> In der Untersuchungssituation gibt sich Justin freundlich kooperativ, freundlich und anpassungsbereit. Es ergibt sich das Bild eines netten Jungen, dem es in dem überschaubaren Rahmen der Einzeluntersuchung mit viel Ermunterung und Lob möglich ist, die Untersuchungssituation zu bewältigen."

Zum Zeitpunkt der Reittherapie ist Justin 7 Jahre alt und besucht die 1. Klasse der Grundschule. Größe und Gewicht von Justin entsprechen seiner Altersklasse. Er hat ein gepflegtes Äußeres. Justin ist freundlich, aufgeschlossen und aufgeweckt. Seine Sprache ist altersangemessen. Er beginnt Gespräche auch aus eigener Initiative. Immer wieder zeigt sich seine Unsicherheit, wenn er sich in neuen Umgebungen zurechtfinden muss. Justin ist dem Pferd gegenüber sehr liebevoll, ansonsten versucht er Emotionen zu verbergen.

5.2. Erstellung des Diagnosebogens

Justin leidet an einer Kombinierten Störung des Sozialverhaltens und der Emotionen (ICD-10 F92.8). Übertragen wir diese Diagnose in das Vier-Quadranten-Modell, lässt sich folgendes festhalten:

Tabelle 9:

Sinnstiftende/Identitätsebene	Körperliche Ebene
■ Suche nach Schutz, Geborgenheit und Sicherheit ■ Suche nach Selbstsicherheit und Autonomie ■ Suche nach einem sicheren Platz in der Familie ■ Suche nach Grenzen ■ Wer bin ich?	■ Wutausbrüche mit körperlichem Einsatz ■ Störungen in der körperlichen Wahrnehmung ■ Vernachlässigung des eigenen Körpers ■ Erhöhte körperliche Anspannung durch Ängstlichkeit
Psychisch-emotionale Ebene	**Soziale Ebene**
■ Geringes Selbstwertgefühl ■ Negatives Selbstbild ■ Verlust der Selbstkontrolle ■ Negative Zukunftserwartungen ■ Niedrige Frustrationstoleranz ■ Ängste, Depressivität ■ Einschlafstörungen ■ Häufiges Weinen ■ Ängstlich gegenüber Dingen ■ Anhaltende Konflikte mit den Eltern	■ In Raufereien verwickelt ■ Schulschwierigkeiten ■ Soziale Regelübertretungen ■ Grausamkeit gegenüber Menschen oder Tieren ■ Weglaufen von zu Hause ■ Destruktives Verhalten gegenüber fremden Eigentums ■ Anhaltende Konflikte mit den Eltern ■ Aggressives Verhalten Anderen gegenüber ■ Häufiges Lügen ■ Sozialer Rückzug ■ Von anderen Kindern gehänselt ■ Soziale Isolation ■ Schwierigkeit Freundschaften zu halten

Grundsätzlich müssen nicht alle aufgeführten Phänomene beim Klienten zutreffen, um die Diagnose zu bekommen. So sind auch bei Justin nicht alle Symptome zu erkennen. Bezogen auf ihn kann der Diagnosebogen folgendermaßen aussehen:

Tabelle 10: **Vier-Quadranten-Modell für Justin**

Sinnstiftende/Identitätsebene	Körperliche Ebene
■ Sucht nach Schutz, Geborgenheit und Sicherheit ■ Sucht nach Selbstsicherheit und Autonomie ■ Sucht nach einem sicheren Platz in der Familie ■ Sucht nach seiner Identität: › Wer bin ich? › Was macht mich aus?	■ Hat Wutausbrüche mit körperlichem Einsatz ■ Ist in Raufereien mit körperlichem Einsatz verwickelt ■ Hat eine erhöhte Anspannung durch Ängste und Alpträume
Psychisch-emotionale Ebene	**Soziale Ebene**
■ Ist traurig ■ Ist ängstlich gegenüber Dingen ■ Wirkt depressiv ■ Hat ein geringes Selbstwertgefühl ■ Zeigt manchmal Schuld- und Reuegefühle ■ Ist leicht zu irritieren ■ Verliert seine Selbstkontrolle	■ Sucht die Aufmerksamkeit der Bezugsperson ■ Sozialer Rückzug ■ Wird von anderen Kindern gehänselt ■ Hat eine Außenseiterrolle ■ Hat Schwierigkeiten Freundschaften zu halten ■ Ist in Raufereien verwickelt ■ Hat Defizite in der sozialen Wahrnehmung ■ Verhält sich bevormundend, aufbrausend ■ Braucht Grenzen und Struktur

5.3. Erstellung der therapeutischen Zielorientierung anhand des Diagnosebogens

Entsprechend des Diagnosebogens lassen sich folgende therapeutische Ziele ableiten:

Tabelle 11:

Sinnstiftende/Identitätsebene	Körperliche Ebene
■ Soll Ich-Stärkung bewusst wahrnehmen und nachspüren: › **Ich** kann etwas bewirken, lenken: Wie fühlt sich dies an? ■ Soll einen sicheren Rahmen erleben ■ Soll einen schützenden, Geborgenheit vermittelnden Rahmen kennen lernen ■ Soll Lebensfreude entwickeln ■ Die bisherigen positiven Veränderungen sollen integriert werden – dazu sollen sie körperlich nachgespürt, gesichert und verankert werden	■ Soll lernen, sich selbst zu spüren und wahrzunehmen ■ Soll erfahren, sein Gleichgewicht zu spüren ■ Soll Entspannung und Anspannung erleben ■ Sich vom Pferd tragen lassen, die Welt von oben, aus einer anderen Perspektive betrachten ■ Soll Wirkungen der eigenen Kraft wahrnehmen ■ Soll Energien wahrnehmen und konstruktiv einsetzen ■ Soll eine bessere Körperkoordination erlernen
Psychisch-emotionale Ebene	**Soziale Ebene**
■ Soll Nähe und Distanz erleben ■ Reittherapiestunden sollen mit wiederholendem, strukturiertem Ablauf aufgebaut sein (gibt Sicherheit) ■ Soll Wertschätzung erfahren ■ Soll lernen, Bedürfnisse und Ängste zu äußern ■ Soll Selbstkontrolle im Umgang mit dem Pferd erlernen ■ Soll Freude am Lebendigen entwickeln ■ Selbstwertgefühl und Selbstbewusstsein sollen verbessert werden	■ Soll lernen, sich in ein neues soziales Umfeld (Reitstall) einzufügen ■ Soll in Kontakt treten mit Therapeut und Pferd ■ Soll erfahren, dass das Pferd mich so annimmt, wie ich bin ■ Soll Dinge rund ums Pferd erlernen ■ Soll einen respektvollen Umgang einüben ■ Erfahren von Grenzen und Struktur

5.4. Begründung der Auswahl des Therapiepferdes und des Materials, das für die Stunden benötigt wird

Die Reittherapie findet auf einem 20-jährigen weißen Isländer namens Rudi statt. Rudi hat ein Stockmaß von 1,45 m und zeichnet sich durch seine zuverlässige, nervenstarke Art aus. Rudi ist wegen seiner Größe sehr ansprechend für Kinder, außerdem ist er kompakt gebaut, schneeweiß und hat eine volle Mähne und Schopfhaar. Rudi ist kontaktfreudig, aufmerksam, vertrauensvoll, manchmal jedoch eigensinnig. Man muss ein gutes Durchsetzungsvermögen im Umgang mit ihm zeigen.

Für die Reittherapiestunden von Justin verwenden wir ein Knotenhalfter mit Strick und einen Gurt mit Pad. So hat er einen direkten Kontakt zum Pferderücken, kann sich aber gut festhalten.

Zur Verfügung steht uns ein ca. 20 x 40 m großer Reitplatz in idyllischer Lage. Der Reitplatz liegt außerdem nicht im direkten Blickfeld vom Putzplatz des Reiterhofes (wo sich viel Leben abspielt), was ein weitgehend unbeobachtetes Arbeiten ermöglicht. Für die Therapiestunden verwenden wir Stangen, Pylonen, Ringe, Softbälle. Alles in allem haben wir ein recht einfaches Angebot, aber das macht es überschaubar und ich möchte Justin nicht mit einem Überangebot daran hindern, ins Spüren zu kommen.

5.5. Erstellung der Handlungsbögen und Überlegungen für die folgenden Therapiestunden

 1. Stunde

Im Erstkontakt soll Justin in einer ersten „Schnupperstunde" mit der Situation vor Ort vertraut werden und die Therapeutin sowie das Pferd besser kennen zu lernen. Justin kannte Rudi schon von zwei Besuchen mit den Besitzern. Die Umgebung und Rudi waren also nicht ganz fremd für ihn. Da ich im Vorgespräch mit der Mutter ihre Unsicherheit gespürt habe, sollte sie bei der ersten Stunde dabei sein.

Tabelle 12: Ziel- und Handlungsplanung

Sinnstiftende/Identitätsebene	Körperliche Ebene
■ Nachspüren des Umgangs mit einem großen und kräftigen Tier (Pferd): › Wie stärkt dies mein Ich? ■ Erleben eines sicheren, schützenden, Geborgenheit vermittelnden Rahmen ■ J. für eigene Ideen und Wünsche Raum lassen ■ Erleben des Gefühls von Getragen werden ■ So sein dürfen, wie ich bin ■ Nachspüren der strukturierten Abläufe als sinnstiftendes Erleben (Focusing) ■ Nachspüren der eigenen Durchsetzungsfähigkeit	■ Atemübung (Flügelschlag) machen ■ Anspannung – Entspannung (stolzer König – nasser Sack) erleben ■ Sich vom Pferd tragen lassen, die Welt von oben, aus einer anderen Perspektive betrachten ■ Nachspüren der eigenen Energien ■ Körperkoordination (beim Putzen und Reiten) einüben ■ Seinen Körper neu spüren ■ Gleichgewicht halten können ■ Wahrnehmungsübungen machen (Pferd erfühlen, riechen, sehen). Lernen, sich selbst besser wahrzunehmen und abzugrenzen. Seinen Körper auf dem Pferderücken wahrnehmen
Psychisch-emotionale Ebene	**Soziale Ebene**
■ Wertschätzung durch Therapeutin erfahren	■ Das Pferd als verlässlichen Partner erleben

- Freude am Reiten erleben
- J. abholen, da wo er ist, und ihn nehmen so wie er ist
- Aufbau Selbstbewusstsein:
  - **Ich** setze mich durch
  - **Ich** lenke das Pferd
- Strukturierte Abläufe, die ihm Sicherheit geben
- In der Bodenarbeit soll Justin lernen, sich durchzusetzen
- Sich einfügen in ein neues soziales Umfeld (Reitstall) mit gewissen Regeln
- In Kontakt treten mit Therapeut und Pferd, gegenseitiges kennen lernen
- Respektvoller Umgang mit dem Pferd einüben
- Erleben eines strukturierten Ablaufs mit Grenzen
- Soziale Wahrnehmung verbessern
  - **Übung**: Verkehrte Welt (verkehrt herum auf dem Pferd sitzen und liegen)

■ Verlauf der Stunde

Beim Holen des Pferdes und beim Putzen erzählt Justin viel und gibt sich erfahren. Er sagt mir: „Das macht man aber anders". Beim Putzen steht die Mutter in 2 Meter Abstand und kommentiert Justins Handlungen wenig ermutigend, sondern eher maßregelnd: „Da musst du aber noch putzen". Ich gehe nicht auf das Ereignis ein, registriere aber das maßregelnde Verhalten der Mutter, um es eventuell im weiteren Verlauf therapeutisch aufzugreifen. Er striegelt Rudi sehr vorsichtig mit geraden Bewegungen und es fällt ihm nicht leicht, kreisende Bewegungen zu machen. Auf dem Reitplatz gebe ich J. einen langen Strick und Pylonen. Er baut damit Hindernisse und soll zuerst alleine den Weg ablaufen und dann mit Rudi. Das Führen ist nicht leicht für ihn, zuerst läuft Justin voraus, ohne auf das Pferd zu achten. Nach meiner Hilfestellung klappt es dann schon sehr gut und Justin meistert die Hindernisse, indem er auf Rudi achtet. Auf dem Pferd machen wir einige Atemübungen, Übungen zur Anspannung und Entspannung, verkehrt auf dem Pferd sitzen und liegen, und eine Runde mit geschlossenen Augen. Danach darf Justin sich etwas wünschen. Er wünscht sich eine Trabrunde.

■ Reflexion der Stunde

Justin verändert sich merklich auf dem Pferd. Er kommt zu sich und kann sich entspannen, er saugt meine Vorschläge auf. Am Ende der Stunde gebe ich ihm bewusst im Beisein der Mutter ein positives Feedback, worüber er sich sehr gefreut hat.

2. Stunde

Für die zweite Therapiestunde wird der Handlungsbogen ergänzt. Dabei sind die *kursiv* geschriebenen Stichpunkte die für die jeweilige Stunde relevanten Inhalte. Die gerade geschriebenen Stichpunkte wurden aus der vorherigen Stunde übernommen und sind auch für diese Stunde gültig.

Tabelle 13: Ziel- und Handlungsorientierung

Sinnstiftende/Identitätsebene	Körperliche Ebene
▪ *Symbole haben* (Energieball) ▪ Ich-Stärkung nachspüren *(ich bin Teil einer Geschichte und meistere Aufgaben)* ▪ Erleben eines sicheren, schützenden, Geborgenheit vermittelnden Rahmens ▪ Erleben des Gefühls von Getragen werden und dies nachspüren ▪ So sein dürfen, wie ich bin ▪ Erleben, dass ich in einer anderen Rolle sein kann ▪ Spüren, wie es für mich ist, dass ich Unterstützung erfahren kann	▪ Atemübung machen (Flügelschlag) ▪ Entspannung erleben *(liegen auf dem Pferderücken)* ▪ Anspannung erleben *(schnelle und ganz leise Runden)* ▪ Sich vom Pferd tragen lassen, die Welt von oben, aus einer anderen Perspektive betrachten ▪ Nachspüren der eigenen Energien ▪ Körperkoordination einüben *(Ringe auf Pylonen werfen)* ▪ *Schutzball in einer Körperstelle (Herz) verankern*
Psychisch-emotionale Ebene	**Soziale Ebene**

▪ *Anregen der Phantasie (ich bin in einer Geschichte)*
▪ Wertschätzung erfahren
▪ *Freude am Erleben der Geschichte haben*
▪ Schutzball, den ich mir holen kann, wenn ich Schutz brauche
▪ Ich-Stärkung *(ich bin Teil einer Geschichte und meistere Aufgaben)*
▪ Aufbau Selbstbewusstsein:
  › **Ich** setze mich durch
  › **Ich** lenke das Pferd
	▪ Das Pferd als verlässlichen Partner erleben
	▪ *Gemeinsam Hürden meistern („Tal der Hindernisse")*
	▪ Einfügen in ein neues soziales Umfeld (Reitstall) mit gewissen Regeln
	▪ In Kontakt treten mit Therapeut und Pferd, gegenseitiges kennen lernen

- Strukturierte Abläufe, die ihm Sicherheit geben
- Übernehmen von Aufgaben und Verantwortung rund ums Pferd (halftern, putzen)
- Respektvoller Umgang mit dem Pferd
- Erleben eines strukturierten Ablaufs mit Grenzen
- Soziale Wahrnehmung erweitern:
  › Verkehrte Welt (verkehrt herum auf dem Pferd sitzen und liegen)
- **Unterstützung erfahren: Eine gute Fee, die mir hilft**

■ Verlauf der Stunde

Für die zweite Stunde habe ich mir eine Geschichte überlegt: ***Die Reise des Indianerjungen Moguai auf der Suche nach seinem Energieball.*** In dieser Geschichte erlebt Justin in der Rolle des Moguai verschiedene Abenteuer.

Im „Tal der unüberwindbaren Hindernisse" führt Justin sein Pferd um und über große vorgestellte Bäume oder Steine (Pylonen). Danach steigt er auf. Moguai fühlt sich frei wie ein Vogel: Wir atmen tief ein und aus, dabei breiten wir die Arme wie Flügel aus. Arme hoch – einatmen, Arme runter – ausatmen (Übung „Flügelschlag"). Danach ist Moguai müde und schläft. Er träumt von seinem Energieball. Justin legt sich verkehrt herum mit dem Bauch auf dem Rücken von Rudi und schließt die Augen. Im „Tal der schnellen Schritte" geht Rudi im schnellen Schritt. Danach erscheint die gute Fee und überreicht Justin zwei Ringe, die ihm noch später behilflich sein sollen.

Wir kommen in den „Wald der Stille". Dort versuchen wir langsam und so leise wie möglich zu gehen. Nun steht Moguai vor einer schweren Aufgabe, er muss das riesige Tor (dahinter ist der Energieball) öffnen. Justin stellt sich ein schweres, riesiges Tor vor und kann es mit Hilfe der zwei Ringe, die er auf die Pylonen treffen muss, öffnen. Für den Energieball reiben wir fest unsere Hände, bis sie warm sind und formen einen Ball, die Größe wird selbst bestimmt. Danach führen wir den Ball vor das Herz (Übung „Energieball") und lassen ihn einströmen. Der Ball soll für Justin ein Symbol sein für seine Fähigkeit, sich auf den Weg zu machen, seine Probleme Zuhause und in der Schule ohne körperlichen Einsatz zu bewältigen. Durch die Focusingarbeit, die Verankerung und Sicherung der körperlichen Befindlichkeiten, die mit dem Energieball verbunden sind, soll es Justin möglich werden, in den Situationen, in denen er bisher mit körperlichem Einsatz reagiert hat, mit dem inneren Erleben in dieser Stunde Kontakt aufzunehmen und sich dadurch an das körperliche Gefühl der Ruhe und Sicherheit zu erinnern. Diese Übung muss jedoch mehrmals wiederholt werden, um sich ausreichend tief zu verankern.

■ **Reflexion der Stunde**
Mit der Geschichte wurde Justins Interesse geweckt. Er ist in dieser Stunde Feuer und Flamme. Dies zeigt er auch an körperlichen Reaktionen, indem er konzentriert bei der Geschichte ist. Justin fällt es zwar anfänglich schwer, was er spürt und fühlt, mit Worten auszudrücken. Doch man spürt, dass er allmählich mit sich in Kontakt kommt. Für die nächste Stunde möchte ich ihm hierfür mehr Zeit geben und ihm weniger Vorgaben machen. Dadurch soll er mehr eigene Gestaltungsmöglichkeiten haben.

 3. Stunde

Tabelle 14: **Ziel- und Handlungsorientierung**

Sinnstiftende/Identitätsebene	Körperliche Ebene
■ Symbole (Schutzball) ■ Erleben eines sicheren, schützenden, Geborgenheit vermittelnden Rahmens ■ So sein dürfen, wie ich bin ■ *Autonomie: Er kann selbst entscheiden*	■ Atemübung (Flügelschlag) ■ Anspannung – Entspannung *(stolzer König – nasser Sack)* ■ Sich vom Pferd tragen lassen, die Welt von oben, aus einer anderen Perspektive betrachten ■ Nachspüren der eigenen Energien ■ Körperkoordination (Ringe auf Pylonen werfen) ■ Schutzball in einer Körperstelle (Herz) verankert ■ *Körperliche Nähe spüren, während er Rudi putzt*
Psychisch-emotionale Ebene	**Soziale Ebene**
■ Anregen der Phantasie (ich bin in einer Geschichte)	■ Das Pferd als verlässlichen Partner erleben

- In eine andere Rolle schlüpfen.
  *Gibt sich und dem Pferd Namen.
  Nachspüren mit Focusing:
  › Welcher Name passt zu mir?*
- Wertschätzung durch Therapeutin erfahren
- Freude am Reiten erleben
- *Erfahren, dass ich Wünsche und Ängste äußern darf*
- Schutzball, den ich mir holen kann, wenn ich Schutz brauche
- *Wahrnehmen, dass ich darauf vertrauen kann, dass ich etwas kann (eigene Fähigkeiten stärken)*

- Sich einfügen in ein neues soziales Umfeld (Reitstall) mit gewissen Regeln
- In Kontakt treten mit Therapeut und Pferd
- Übernehmen von Aufgaben und Verantwortung für Dinge rund ums Pferd (halftern, putzen)
- Respektvoller Umgang mit dem Pferd
- Erleben eines strukturierten Ablaufs mit Grenzen
- Soziale Wahrnehmung erweitern:
  › Verkehrte Welt (verkehrt herum auf dem Pferd sitzen und liegen)

■ **Verlauf der Stunde**

Ich gebe einen Teil der Stunde vor und den anderen Teil darf Justin gestalten. Atemübungen und Anspannungs- und Entspannungsübungen sollen ihm helfen, zu sich zu kommen. Das Spüren der Bewegung des Pferdes wird dabei in den Vordergrund gestellt, um die Unterschiede zwischen An- und Entspannung zu verdeutlichen.

Justin äußert den Wunsch, wieder die Geschichte erleben zu dürfen. Ich greife diesen Wunsch sofort auf und gehe davon aus, dass Justin eine positive, auch körperliche, Erinnerung an die letzte Stunde hat. Auf dieses Erleben nehme ich Bezug und lade Justin ein, daran anzuknüpfen. Da für die ganze Geschichte heute keine Zeit mehr ist, darf Justin nachspüren, welcher Teil für ihn am angenehmsten war und heute für ihn am wichtigsten sein könnte.

So frage ich ihn: „Wenn du dich an die Stunde zurückerinnerst, welcher Teil fühlt sich für dich heute am angenehmsten an? Wenn du jetzt mal in die Geschichte reinspürst, für welchen Teil würdest du dich entscheiden?" Justin spürt nach und wünscht sich das Ende der Geschichte: Formen des Energieballes.

Im Gespräch entwickelt sich daraus das Thema „Schutz" und wir verwandeln den Energieball in einen Schutzball. Das Thema Schutz steht in engem Zusammenhang, aus der Klasse geworfen zu werden. Man spürt, wie sehr ihn dieses Thema berührt. Deswegen wählt Justin in der abschließenden Wunschrunde die Gangart Trab.

■ Reflexion der Stunde

Justin findet durch die Symbolik des Balls eine Möglichkeit für ihn wichtige Themen anzusprechen. Deutlich wird in der Stunde, dass Justin den Raum braucht, um diesen Themen nachzuspüren, auch wenn er sich während des Spürens noch schwer tut, sich zu äußern.

Als Justin im zweiten Teil der Stunde selbst gestalten durfte, wird offensichtlich, dass er gewisse Vorgaben und Grenzen braucht, damit er nicht „ausufert". Auch die Mutter hat noch große Schwierigkeiten, sich abzugrenzen und kommt schon vor Ende der Stunde zum Reitplatz und schaut uns zu.

4. Stunde

Tabelle 15: **Ziel- und Handlungsorientierung**

Sinnstiftende/Identitätsebene	Körperliche Ebene
▪ Erleben eines sicheren, schützenden, Geborgenheit vermittelnden Rahmens ▪ So sein dürfen, wie ich bin ▪ *Reflektieren der Erfahrung, dass auf mich eingegangen wird (Focusing)*	▪ Atemübung (Flügelschlag) ▪ Anspannung – Entspannung (stolzer König – nasser Sack) ▪ Sich vom Pferd tragen lassen, die Welt von oben, aus einer anderen Perspektive betrachten ▪ Nachspüren der eigenen Energien ▪ Körperkoordination (Ringe auf Pylonen werfen) ▪ Schutzball in einer Körperstelle (Herz) verankern ▪ *Spüren, wenn das Pferd auf einem anderen Untergrund läuft, bergauf-bergab*
Psychisch-emotionale Ebene	**Soziale Ebene**
▪ Wertschätzung durch Therapeutin erfahren ▪ *Emotional nachspüren, wie fühlt es sich an, dass ich wertgeschätzt werde?* ▪ *Erleben in fremder Umgebung: Wie ist das für mich?*	▪ Das Pferd als verlässlichen Partner erleben ▪ Sich einfügen in ein neues soziales Umfeld (Reitstall) mit gewissen Regeln ▪ In Kontakt treten mit Therapeut und Pferd

- Freude am Reiten erleben
- Erfahren, dass ich Wünsche und Ängste äußern darf
- **Erfahrung machen:**
  > **Es wird auf mich eingegangen**
- **Sicherheit – Unsicherheit:**
  > **Wie gehe ich damit um?**
- **Ich kann etwas verändern, damit ich keine Angst habe:**
  > **Erleben von Selbstwirksamkeit**

- Übernehmen von Aufgaben und Verantwortung für Dinge rund ums Pferd (halftern, putzen)
- Respektvoller Umgang mit dem Pferd
- Erleben eines strukturierten Ablaufs mit Grenzen
- Soziale Wahrnehmung erweitern:
  > Verkehrte Welt (verkehrt herum auf dem Pferd sitzen und liegen)
- **Interaktion zwischen J. und Therapeutin:**
  > **Er hat das Vertrauen, ihm wichtige Dinge anzusprechen**

■ Verlauf der Stunde

An diesem Tag ist es zu heiß, um sich in der Sonne auf dem Reitplatz aufzuhalten. Nach Rücksprache mit der Mutter gehen wir in den nahe gelegenen Wald. Für Justin ist das ein neues Setting. Ich frage immer wieder, wie es ihm geht, wie er sich fühlt. Am Anfang ist es sehr idyllisch, dann geht es den Berg hoch, der Wald wird etwas dichter und in der Ferne hören wir Motorsägen. Der Weg geht nicht weiter und wir kehren um. Ich spüre ein Unwohlbefinden und frage Justin, wie er sich fühlt. Er äußert Ängste, verursacht durch die Motorsägen und die ungewohnte Umgebung. Ich frage ihn, was wir verändern können, damit es ihm besser geht. Er spürt nach und kann bestimmen, dass es ihm besser ginge, wenn wir langsamer im Schritt gehen. Ich gehe darauf ein und Justin fühlt sich jetzt sicher. Für die nächste Stunde wünscht sich Justin, wieder auf den Reitplatz zu gehen.

■ Reflexion der Stunde

Für Justin war es schwierig, sich auf das neue Setting einzustellen. Justin fühlte sich unsicher und hatte Angst. Neues scheint ihn zu verunsichern, er mag lieber das Gewohnte. Als Justin die Angst spürte, fand ich es sehr gut, wie Justin für sich entscheiden konnte, was ihm helfen könnte, keine Angst mehr zu haben, nämlich der langsamere Schritt. Er schaffte es, seine Angst zu thematisieren. An diesem Beispiel wird deutlich, dass durch das Pferd die Erlebensprozesse intensiviert werden. Dieses gemeinsame Erleben intensivierte unsere Beziehung.

5. Stunde

Tabelle 16: **Ziel- und Handlungsorientierung**

Sinnstiftende/Identitätsebene	Körperliche Ebene
■ Erleben eines sicheren, schützenden, Geborgenheit vermittelnden Rahmens ■ So sein dürfen, wie ich bin ■ *Erfahrung machen, dass Wiederkehrendes mich sicher macht* ■ *Spüren:* › *Ich kann darauf vertrauen, dass ich etwas kann* ■ *Nachspüren des Erlebens, etwas aus eigener Kraft bewirken zu können*	■ Verschiedene Atemübungen ■ Sich vom Pferd tragen lassen, die Welt von oben, aus einer anderen Perspektive betrachten ■ *Schritte zählen (z.B. 10 Schritte rechtes Hinterbein) zur Verbesserung der Konzentration und Aufmerksamkeit* ■ *Körperliche Betätigung bei der Bodenarbeit*
Psychisch-emotionale Ebene	**Soziale Ebene**
■ Wertschätzung durch Therapeutin erfahren ■ Freude am Reiten erleben ■ Erfahrung machen: › Es wird auf mich eingegangen ■ *Äußern von Wünschen für die nächste Stunde:* › *Möchte gerne den Vater dabei haben* ■ *Bodenarbeit* › *Pferd führen, sich durchsetzen* ■ *Etwas aus eigener Kraft bewirken können, Richtung bestimmen beim Führen* ■ *Grenzen und Sicherheit geben Struktur*	■ Das Pferd als verlässlichen Partner erleben ■ Sich einfügen in ein neues soziales Umfeld (Reitstall) mit gewissen Regeln ■ In Kontakt treten mit Therapeut und Pferd ■ Übernehmen von Aufgaben und Verantwortung für Dingen rund ums Pferd (halftern, putzen) ■ Respektvoller Umgang mit dem Pferd ■ Erleben eines strukturierten Ablaufs mit Grenzen

■ Verlauf der Stunde

Justin kann sich die Arbeitsabläufe vom Aufhalftern übers Putzen und Vorbereiten für die Stunde merken. Die wiederkehrenden strukturierten Abläufe geben ihm Sicherheit. Ich gebe einen Teil der Stunde vor und den anderen Teil darf Justin wieder selbst gestalten. Wir üben das Führen vom Boden aus, achten dabei auf das richtige Maß von Nähe und Distanz. Justin hat Schwierigkeiten, sich durchzusetzen, die Richtung gegenüber dem Pferd vorzugeben und sich nicht abdrängen zu lassen. Es folgen Atemübungen und Schritte zählen mit dem rechten oder linken Hinterfuß. Justin wird aufgefordert, die Bewegung des Pferdes zu spüren. Hierbei gelingt es ihm zunehmend, immer mehr mit sich in Kontakt zu kommen. Als Justin sich im zweiten Teil der Stunde wieder wünschen darf, möchte er wieder *das Ende der Geschichte erleben*: Öffnen des imaginären Tores und bilden des Energieballes. Wir sprechen über das Thema Schutz und den Ball als Symbol für das Schützende. Dieses Mal soll der Ball ihm dabei helfen, sich davor schützen zu können, keine Schimpfwörter mehr zu verwenden. Gleichzeitig fordere ich ihn aber auf, mit dem Anteil in ihm in Kontakt zu gehen, der Schimpfwörter benutzen muss, um sich stark zu fühlen. Justin wehrt sich an dieser Stelle jedoch vehement gegen diese Übung. Deshalb versuche ich, ihn dabei zu begleiten, mit dem Aspekt in Kontakt zu treten, der sich wehrt.

Aber Justin ist zu Ende der Stunde mit seiner Konzentration an seine Grenze gestoßen und wünscht sich, abschließend zu traben. Ich akzeptiere dieses Erleben und Justin darf traben.

■ Reflexion der Stunde

Justin findet in dem Ball eine Möglichkeit, für ihn wichtige Themen anzusprechen, aber auch eventuell Verantwortung abzugeben.

Die Mutter kommt wieder zu früh an den Reitplatz, obwohl ich am Anfang der Stunde sagte, dass wir uns erst am Ende der Stunde am Putzplatz treffen. Ich erklärte ihr, dass es wichtig ist, dass wir die Stunden alleine gestalten. Ich erzählte ihr von Justins Wunsch, einmal beide Eltern, besonders den Vater dabei zu haben und ich das eine gute Idee für die 10. und letzte Stunde fände.

Justin ist in dieser Stunde aufmerksam und kann sich auf dem Pferd entspannen. Beim Führen zeigt Justin noch nicht genügend Selbstsicherheit und Klarheit gegenüber dem Pferd. Das Thema werden wir in den nächsten Stunden wieder aufgreifen.

6. Stunde

Tabelle 17: **Ziel- und Handlungsorientierung**

Sinnstiftende/Identitätsebene	Körperliche Ebene
▪ Erleben eines sicheren, schützenden, Geborgenheit vermittelnden Rahmens ▪ So sein dürfen, wie ich bin ▪ Erfahrung machen, dass Wiederkehrendes mich sicher macht ▪ Spüren: Ich kann darauf vertrauen, dass ich etwas kann ▪ Nachspüren des Erlebens, etwas aus eigener Kraft bewirken zu können. ▪ *Meine Eltern (insbesondere mein Vater) interessieren sich für mich und was ich kann* ▪ *Ich darf stolz auf mich sein*	▪ Verschiedene Atemübungen ▪ Sich vom Pferd tragen lassen, die Welt von oben, aus einer anderen Perspektive betrachten ▪ Schritte zählen (z.B. 10 Schritte rechtes Hinterbein) zur Verbesserung der Konzentration und Aufmerksamkeit ▪ Anspannung – Entspannung wahrnehmen (stolzer König – nasser Sack) ▪ Körperliche Betätigung bei der Bodenarbeit
Psychisch-emotionale Ebene	**Soziale Ebene**

▪ Wertschätzung durch Therapeutin erfahren
▪ Freude am Reiten erleben
▪ Erfahrung machen:
  › Es wird auf mich eingegangen
▪ Äußern von Wünschen für die nächste Stunde
▪ Bodenarbeit:
  › Pferd führen, sich durchsetzen
▪ Grenzen und Sicherheit geben Struktur
▪ *Durchsetzungsfähiger gegenüber dem Pferd werden*
▪ *Anerkennung der Eltern bekommen*
▪ *Erleben, dass ich etwas kann, was meine Eltern nicht können*
	▪ Das Pferd als verlässlichen Partner erleben
	▪ Sich einfügen in ein neues soziales Umfeld (Reitstall) mit gewissen Regeln
	▪ In Kontakt treten mit Therapeut und Pferd
	▪ Übernehmen von Aufgaben und Verantwortung für Dinge rund ums Pferd (halftern, putzen)
	▪ Respektvoller Umgang mit dem Pferd
	▪ Erleben eines strukturierten Ablaufs mit Grenzen
	▪ *Ich kann zeigen, dass ich etwas gut mache*
	▪ *Erleben von positiven Elementen mit den Eltern*

■ Verlauf der Stunde

Justin ist mit seinen Eltern da (sonst wird Justin nur von seiner Mutter gebracht und geholt). Der Vater hat heute frei und die Eltern möchten gerne dabei sein, weil Justin sich das wünscht. Ich wies die Mutter darauf hin, dass wir solche Dinge vorher besprechen müssen. Justin hat sich sehr gefreut dass die Eltern, insbesondere der Vater, dabei sind. Hätte ich die Eltern weggeschickt, hätte ich damit Justin enttäuscht. Deshalb habe ich mich entschieden die Stunde etwas umzugestalten.

Beim Aufhalftern und Putzen kann Justin seinen Eltern zeigen, was er schon gelernt hat. Er bindet den Vater beim Putzen mit ein, die Mutter steht etwas abseits. Sie hat etwas Angst vor Pferden.

Ich gebe wieder einen Teil der Stunde vor und den anderen Teil darf Justin gestalten. Wir üben das Führen vom Boden aus. Justin kann sich heute viel besser durchsetzen und schafft es gut, Rudi um die Pylonen zu führen. Ich lade Justin ein, ein paar Atemübungen zu machen und die Schritte des rechten oder linken Hinterfußes zu zählen. Justin kommt über diese Übungen gut mit sich in Kontakt und entspannt sich. Ebenso lade ich Justin ein, die Bewegungen des Pferdes bewusst zu spüren und sie körperlich wahrnehmen.

Durch diese Übungen kann Justin in sich Raum entstehen lassen für seine Wünsche. Dabei taucht erneut ein Teil aus der Geschichte der zweiten Stunde auf: Das Öffnen des imaginären Tores und der Energieball sind die Themen, die entstehen. Ich gehe mit Justin nochmal die Schritte vom Energie- zum Schutzball und lade ihn ein, den Themen, die damit verbunden sind, erneut nachzuspüren.

Daraus entsteht ein neues Thema: Das Schlagen. Justin formt einen Anti-Schlagball. Ich gehe wieder ähnlich vor, wie in der Stunde zuvor: Ich verankere und sichere (Focusing) körperlich die Themen, die mit diesem Anti-Schlagball verbunden sind. Aber auch heute gelingt es Justin noch nicht, empathisch mit dem sich wehrenden Anteil umzugehen. Ich spüre jedoch an seinen Reaktionen, dass er in einem relativ guten Kontakt mit sich ist.

Danach lade ich die Eltern ein, auf den Reitplatz zu kommen und mit Justin und Rudi eine Runde zu laufen. Justin genießt dies sichtlich. Der Vater links, die Mutter rechts und Justin in der Mitte auf Rudi. Am Schluss wünscht er sich wieder zu traben und ist ganz stolz darauf, seinen Eltern zu zeigen, was er schon kann.

■ Reflexion der Stunde

Ich muss mich relativ schnell auf den Umstand einstellen, dass Justins Eltern bei dieser Stunde dabei sind und die Eltern in meine Stunde einbeziehen. Justin konnte seine Fähigkeiten präsentieren, zeigte sich auch gegenüber dem Pferd durchsetzungsfähiger. Er sucht den Kontakt des Vaters und will ihm alles zeigen. Der Vater wirkt sehr sympathisch und umgänglich.

Mir ist es wichtig, den Eltern Justins Fortschritte bewusst zu machen, indem ich ihn in ihrem Beisein ermutige und lobe, für das was er bei sich entdeckt und entwickelt hat. Der Mutter fiel es schwer, dieses Lob so stehen zu lassen. Es gelingt ihr noch nicht, die kleinen Schritte von Justin zu würdigen, zum Beispiel die Entwicklung des Schutzballs.

Es fällt ihr noch schwer, die Entwicklungsschritte zu erkennen und Justin im Alltag die Möglichkeit zu geben, an einem Thema zu bleiben und dabei ertragen zu können, wenn er versagt.

Den wichtigen therapeutischen Schritt der Verbalisierung von emotionalen Erlebensinhalten kann sie als solchen noch nicht erfassen. Diese Beobachtung werde ich der Mutter bei einem Elterngespräch mitteilen (Stichwort: Stärken stärken).

7. Stunde

Tabelle 18: **Ziel- und Handlungsorientierung**

Sinnstiftende/Identitätsebene	Körperliche Ebene
■ Erleben eines sicheren, schützenden, Geborgenheit vermittelnden Rahmens ■ So sein dürfen, wie ich bin ■ Erfahrung machen, dass Wiederkehrendes mich sicher macht ■ Spüren: › Ich kann darauf vertrauen, dass ich etwas kann ■ Nachspüren des Erlebens, etwas aus eigener Kraft bewirken zu können. ■ *Ich schaffe mir etwas, worauf ich zurückgreifen kann*	■ Verschiedene Atemübungen ■ Sich vom Pferd tragen lassen, die Welt von oben, aus einer anderen Perspektive betrachten ■ Anspannung – Entspannung wahrnehmen (stolzer König – nasser Sack) ■ Körperliche Betätigung bei der Bodenarbeit ■ *Mit geschlossenen Augen reiten*

Psychisch-emotionale Ebene	Soziale Ebene
■ *Nachspüren der positiven Rückmeldungen, dann verankern und sichern*	
■ Wertschätzung durch Therapeutin erfahren ■ Freude am Reiten erleben ■ Erfahrung machen: › Es wird auf mich eingegangen ■ Äußern von Wünschen für die nächste Stunde ■ Bodenarbeit: › Pferd führen, sich durchsetzen ■ Grenzen und Sicherheit geben Struktur ■ Durchsetzungsfähiger gegenüber dem Pferd werden ■ *Ich fühle mich auch beim Reiten mit geschlossenen Augen sicher*	■ Das Pferd als verlässlichen Partner erleben ■ Sich einfügen in ein neues soziales Umfeld (Reitstall) mit gewissen Regeln ■ In Kontakt treten mit Therapeutin und Pferd ■ *Abrufen von erlernten Dingen* rund ums Pferd (halftern, putzen) ■ Respektvoller Umgang mit dem Pferd ■ Erleben eines strukturierten Ablaufs mit Grenzen ■ *Beziehungen vertiefen sich* ■ *Verantwortung übernehmen für eigenes Handeln* ■ *J. kann sich der Therapeutin anvertrauen*

■ **Verlauf der Stunde**

Zunächst soll Justin Rudi holen, putzen und richten. Die einzelnen Arbeitsschritte prägen sich ein und können von Justin angewendet werden. Vom Boden aus macht Justin zusehends Fortschritte beim Führen von Rudi. Ich lasse Justin in dieser Stunde die Augen schließen und er darf erzählen, was ihn in der letzten Woche bewegt hat, oder was er erzählen möchte.

Nach den Grundübungen knüpft Justin wieder an dem Energieball an. Ich greife das Thema auf und Justin gestaltet mit und thematisiert ein neues Konfliktfeld: Das Treten gegenüber anderen Kinder. Wir verlassen heute den Reitplatz früher und gehen zusammen auf die Koppel, um die Pferde in der Herde zu beobachten. Ich fordere ihn auf, die Pferde zu beobachten. Justin fallen sofort zwei einjährige Fohlen auf, die miteinander kräftig rangeln. Er kommt dadurch wieder an das Thema „treten", da er sehen kann, wie ein Fohlen das andere durch einen kräftigen Tritt wegschickt. Wir thematisieren dies und stellen Bezüge zu seinem Leben her. Hier wird herausgearbeitet, dass dies ein Teil der Sprache der Pferde ist, weil sie sich nicht anders artikulieren können. Ich weise ihn darauf hin, dass der Mensch jedoch andere kommunikative Mittel zur Verfügung hat. Zudem zeige ich ihm am Beispiel an der Arbeit mit einem Pferd in einem Roundpen, welche Möglichkeiten ich als Mensch habe, mit dem Pferd zu reden und es dazu zu bringen, meine Grenzen zu respektieren.

■ Reflexion der Stunde

Die Mutter kann sich das erste Mal an die Abmachung halten und erst nach der Therapiestunde zu uns kommen. Justin sucht meine Nähe, nimmt mich an der Hand, nachdem er seine Mutter verabschiedet hat. Beim Reiten mit geschlossenen Augen erzählt Justin sehr viel und ist gesprächiger als sonst. Er schildert sehr ausführlich Dinge, die er erlebt hat und die ihn bewegen. Dabei thematisiert er auch seine Ausraster und seine Ängste, insbesondere bei Gewitter. Justin gelingt es zwar jedoch nicht zu verbalisieren, was er spürt. Dass er jedoch ins Spüren kommt, wird immer deutlicher, da er die Themen in den nächsten Stunden wieder aufgreift. Bei der Beobachtung der Fohlen war Justin sehr perplex und dieses Erleben wirkte lange bei ihm nach.

8. Stunde

Tabelle 19: **Ziel- und Handlungsorientierung**

Sinnstiftende/Identitätsebene	Körperliche Ebene
■ Erleben eines sicheren, schützenden, Geborgenheit vermittelnden Rahmens ■ So sein dürfen, wie ich bin ■ Erfahrung, dass Wiederkehrendes mich sicher macht ■ Spüren: 　› Ich kann darauf vertrauen, dass ich etwas kann ■ Nachspüren des Erlebens, etwas aus eigener Kraft bewirken zu können.	■ Verschiedene Atemübungen ■ Sich vom Pferd tragen lassen, die Welt von oben, aus einer anderen Perspektive betrachten ■ Anspannung – Entspannung wahrnehmen (stolzer König – nasser Sack) ■ Körperliche Betätigung bei der Bodenarbeit ■ *Ballspiele mit dem Hund*

- Ich schaffe mir etwas, worauf ich zurückgreifen kann

Psychisch-emotionale Ebene	Soziale Ebene

- Wertschätzung durch Therapeutin erfahren
- Freude am Reiten erleben
- Erfahrung machen:
  › Es wird auf mich eingegangen
- Äußern von Wünschen für die nächste Stunde
- Bodenarbeit:
  › Pferd führen, sich durchsetzen
- Grenzen und Sicherheit geben Struktur
- Durchsetzungsfähiger gegenüber dem Pferd werden
- ***Bei Unsicherheit kann ich auf einen Erwachsenen vertrauen***
- ***Verstimmte Gefühle dürfen gezeigt werden***
	- Das Pferd als verlässlichen Partner erleben
	- Sich einfügen in ein neues soziales Umfeld (Reitstall) mit gewissen Regeln
	- In Kontakt treten mit Therapeut und Pferd
	- Abrufen von erlernten Dingen rund ums Pferd (halftern, putzen)
	- Respektvoller Umgang mit dem Pferd
	- Erleben eines strukturierten Ablaufs mit Grenzen
	- Beziehungen vertiefen sich
	- Verantwortung übernehmen für eigenes Handeln
	- ***Soziale Wahrnehmung:***
	  › ***Der Hund will mich nicht angreifen***
	- ***Umstellung auf neue Umgebung (anderer Reitplatz, andere Personen sind auch auf dem Platz)***
	- ***Anfängliche Unsicherheit im Kontakt mit fremdem Hund, bis ich verstehe, was das Tier will***

■ Verlauf der Stunde

Es liegt ein Gewitter in der Luft und es ist windig, dunkle Wolken ziehen über uns. Rudi holen, putzen und richten. Die einzelnen Arbeitsschritte prägen sich ein und können von Justin problemlos angewendet werden. Beim Putzen legt uns ein fremder Hund einen Ball hin und bellt. Justin kann nicht verstehen, was der Hund will und fühlt sich unsicher und möchte ihn wegschicken. Ich erkläre Justin, dass der Hund nur spielen möchte und uns nicht angreift und schlage ihm vor, den Ball zu werfen. Justin und der Hund spielen Ball und haben Freude dabei.

Wir müssen auf einen anderen Reitplatz ausweichen, weil an dem

Reitplatz, den wir sonst benutzen, gerade gebaut wird. Neben der neuen Umgebung sind heute auch andere Personen mit uns auf dem Reitplatz. Justin fällt es anfangs schwer, sich auf die neue Situation einzulassen, aber mit Hilfe der ihm bekannten Grundübungen gelingt es ihm etwas leichter. Nach den Basisübungen greife ich das Erleben mit dem Hund auf und lade ihn ein, dies im Focusing nachzuspüren. Schwerpunkt dabei ist für mich das konstruktive Erleben, den Wunsch des Hundes herauszuspüren und das gemeinsame Empfinden von Freude im Spiel. Wunschrunde am Schluss: Trab

■ **Reflexion der Stunde**
Die Situation mit dem Hund fand ich beispielhaft für sein Verhalten. Justin kann nicht wahrnehmen, was der Hund will, und geht lieber auf Angriff, als selbst angegriffen zu werden. Aufgrund des neuen Settings und der fremden Personen fällt es Justin schwer, sich entspannen. Es gelingt ihm erst durch die Grundübungen. Auf meine Frage, wie es ihm geht, sagte er, dass er nicht ausgeschlafen habe. Veränderungen verunsichern ihn und machen es ihm schwer, zu sich zu finden. Außerdem könnte sich Justin unsicher gefühlt haben, weil er Angst vor dem bevorstehenden Gewitter hat.

 9. Stunde

Tabelle 20: **Ziel- und Handlungsorientierung**

Sinnstiftende/Identitätsebene	Körperliche Ebene
■ Erleben eines sicheren, schützenden, Geborgenheit vermittelnden Rahmens ■ So sein dürfen, wie ich bin ■ Erfahrung machen, dass Wiederkehrendes mich sicher macht ■ Spüren: 　› Ich kann darauf vertrauen, dass ich etwas kann ■ Nachspüren des Erlebens, etwas aus eigener Kraft bewirken zu können.	■ Verschiedene Atemübungen ■ Sich vom Pferd tragen lassen, die Welt von oben, aus einer anderen Perspektive betrachten ■ Anspannung – Entspannung wahrnehmen *(stolzer König – nasser Sack)* ■ *Körper einsetzen, um die Richtung vorzugeben*

■ Ich schaffe mir etwas, worauf ich zurückgreifen kann	
Psychisch-emotionale Ebene	**Soziale Ebene**

■ Wertschätzung durch Therapeutin erfahren
■ Freude am Reiten erleben
■ Erfahrung machen:
  › Es wird auf mich eingegangen
■ Äußern von Wünschen
■ Grenzen und Sicherheit geben Struktur
■ *Ich erlebe, dass ich die Richtung vorgebe und auch mit Widersprüchen umgehen kann*
	■ Das Pferd als verlässlichen Partner erleben
	■ Sich einfügen in ein neues soziales Umfeld (Reitstall) mit gewissen Regeln
	■ In Kontakt treten mit Therapeut und Pferd
	■ Abrufen von erlernten Dingen rund ums Pferd (halftern, putzen)
	■ Respektvoller Umgang mit dem Pferd
	■ Erleben eines strukturierten Ablaufs mit Grenzen
	■ Beziehungen vertiefen sich
	■ Verantwortung übernehmen für eigenes Handeln
	■ *Pferd frei laufen lassen und durch uns in verschiedene Richtungen bewegen lassen (Join-up)*
	■ *Grenzen erfahren*
	■ *Wirkungen des körperlichen Einsatzes im sozialen Feld erleben können:*
	  › *Das Pferd findet mich so wichtig und richtig, dass es mir folgt*

■ Verlauf der Stunde

Aus mehreren Möglichkeiten lasse ich Justin heute auswählen. Er möchte Rudi gerne frei laufen lassen. Wir bestimmen die Richtung und wie schnell er läuft. Ich habe bei Rudi keine Bedenken, da er die Abläufe der Bodenarbeit beherrscht und eindeutig auf Signale reagiert.

Ich nehme, nachdem ich Justin um Erlaubnis gefragt habe, seine Hand. In der anderen Hand habe ich den Strick, mit dem wir Rudi Signale geben können. Wir lassen Rudi links und rechts herum laufen, im Schritt und im Trab. Es ist nicht einfach, Rudi im Trab zu halten. Wir müssen viel laufen. Nach einer Weile schlage ich Justin vor, dass wir Rudi den Rücken zudrehen und auf den Boden schauen. (Was Justin nicht weiß, ist, dass Rudi uns folgen wird, wenn er uns als Ranghöher und interessant genug ansieht.) Rudi kommt nicht auf uns zu, so gehen wir langsam, immer noch auf den Boden schauend, auf ihn zu, um zu sehen, ob er uns dann folgt. Es hat funktioniert.

Danach konnte sich Justin noch einige Übungen auf dem Pferd aussuchen, die er machen möchte. An diesem Tag möchte er keinen Schutzball machen. Er sagt, er habe keinen, den er machen möchte. Wunschrunde am Schluss: Trab

■ **Reflexion der Stunde**
Für Justin war es eine tolle Erfahrung, dass Rudi hinter uns herläuft, ohne dass er am Strick ist. Justin konnte spüren, dass er für Rudi so wichtig und interessant ist, dass er uns folgt, obwohl er genauso gut in eine andere Richtung hätte laufen können.

Justin ist an diesem Tag gut gelaunt. Da im Moment gerade die EM läuft, erzählt er viel vom Fußball. Das ist die erste Stunde, in der Justin den Ablauf selbst bestimmen darf, ohne dass ich einen Teil vorbereitet habe, ich gebe dabei nur den Rahmen.

 10. Stunde

Tabelle 21: **Ziel- und Handlungsorientierung**

Sinnstiftende/Identitätsebene	Körperliche Ebene
■ Erleben eines sicheren, schützenden, Geborgenheit vermittelnden Rahmens ■ So sein dürfen, wie ich bin ■ Erfahrung machen, dass Wiederkehrendes mich sicher macht ■ Spüren: 　› Ich kann darauf vertrauen, dass ich etwas kann ■ Ich schaffe mir etwas, worauf ich zurückgreifen kann ■ *Symbole (Energieball)*	■ Atemübung (Flügelschlag) ■ Entspannung *(liegen auf dem Pferderücken)* ■ Sich vom Pferd tragen lassen, die Welt von oben, aus einer anderen Perspektive betrachten ■ Körperkoordination (Ringe auf Pylonen werfen) ■ *Verschiedene Gangarten des Pferdes wahrnehmen lassen (Schritt, Trab)*

Reflektion des Erlebten	
Psychisch-emotionale Ebene	**Soziale Ebene**
▪ Wertschätzung durch Therapeutin erfahren ▪ *Anregen der Phantasie („ich bin in einer Geschichte")* ▪ *Freude am Erleben der Geschichte* ▪ *Ich-Stärkung:* › *Ich bin Teil der Geschichte und meistere Aufgaben*	▪ Das Pferd als verlässlichen Partner erleben ▪ Abrufen von erlernten Dingen rund ums Pferd (halftern, putzen) ▪ *Ich kann mich wohlfühlen im sozialen Umfeld Reitstall* ▪ Respektvoller Umgang mit dem Pferd

■ **Verlauf der Stunde**

Für die letzte Stunde habe ich mir überlegt, dass wir die Geschichte von der zweiten Stunde noch mal komplett als Abschluss zusammen erleben. *„Die Reise des Indianerjungen Moguai auf der Suche nach seinem Energieball"*. Für den Energieball wählt Justin dieses Mal einen geheimen Ball. Ich kann das stehen lassen und frage nicht nach.

■ **Reflexion der Stunde**

Die Stunde haben wir beide genossen. Die Geschichte ist ein schöner Abschluss und rundet unsere 10 Therapiestunden ab. Im Vergleich zur zweiten Stunde sind wir vertrauter, und ich kann die Geschichte in einem guten Tempo stattfinden lassen.

Wunschrunde am Schluss: Trab, und dann wünscht sich Justin Galopp. Ich weiß, dass Justin schon mal im Galopp abgerutscht ist und schlage ihm deshalb vor, sich daran zu erinnern, wie sich Galopp anfühlt. Sobald er das Körpergefühl für Galopp in sich wahrnehmen kann, lade ich ihn ein, Rudi das Kommando für Galopp zu geben. Justin sagt „Galopp", und interessanterweise Rudi fällt schlagartig in ein gemächliches Schritttempo. Justin und ich müssen beide lachen. Justins Körper hat wohl Rudi deutlich signalisiert, was er wirklich braucht: Den sicheren Schritt. Allerdings sah es danach aus, dass sich Justin in unserem Setting sicher genug fühlt, um sich Galopp zu wünschen, obwohl er zuvor schlechte Erfahrungen gemacht hatte.

5.6. Reflexion des Verlaufs und Beurteilung erreichter Ziele

Justin war in den ersten Stunden sehr zurückhaltend und in seinen Handlungen verunsichert. Erst durch konkretes Vormachen des Putzens etc. konnte er erste Schritte wagen. Nach und nach gelang es ihm, die Abläufe beim Putzen und Vorbereiten des Pferdes zu verinnerlichen und abzurufen. Seine motorische Geschicklichkeit verbesserte sich zunehmend in den einzelnen Stunden. Dies war auch möglich auf dem Hintergrund konkreter Übungen zur Kontaktaufnahme mit dem Pferd (Vgl. Handlungsorientierung). Auch die Entspannungs- und Grundübungen halfen ihm, zunehmend mehr und mehr Vertrauen in sich, das Pferd und das gesamte therapeutische Geschehen zu entwickeln.

Die Focusingarbeit war in den Anfangsphasen insgesamt sehr schwierig. Für mich war es ein wichtiger Lernprozess, die Rückmeldungen von Justin so zu akzeptieren, wie sie von ihm kamen. Mein eigener Anspruch, das Focusing klassisch durchführen zu können, musste ich revidieren und kleinere Schritte gehen. Nachdem ich bereit war, meine eigene Erwartungshaltung und das Festhalten am Konzept loszulassen, habe ich auch bei Justin eine Veränderung wahrnehmen können. Diese kennzeichnete sich dadurch, dass Justin immer mehr ins Spüren kam und aus diesem Spüren heraus die Stunde mitgestaltete (vgl. Reflexion der einzelnen Stunden).

Dies zeigte sich auch dadurch, dass Justins Verhalten sich deutlich veränderte, sobald er auf dem Pferd sitzt. Er wird dann wesentlich ruhiger und konzentrierter. Die ihm gestellten Aufgaben nimmt er gerne an und kann sie in späteren Stunden auch ohne Anleitung ausführen. Durch die Focusingarbeit auf dem Pferd gelang es Justin, sehr gut in Kontakt mit seiner eigenen Kreativität zu kommen. Das zeigt sich dadurch, dass er zunehmend einfacher seine eigenen Ideen in den Stundenverlauf einbringen konnte. Dennoch geben ihm feste Abläufe innerhalb der Stunden und die gleiche Umgebung eine Form von Sicherheit, die ihm hilft, sich auf das therapeutische Geschehen einzulassen.

Insgesamt konnte durch die bisherige Arbeit eine gute Grundlage gelegt werden. Es sind jedoch noch einige Themen zu bearbeiten. Besonders die Erfahrungen im sozialen und psychisch-emotionalen Quadranten sollten noch in weiteren Therapiestunden vertieft werden.

Im sozialen Quadrant wäre z.B. das Thema „Umgang mit anderen" ein weiterer wichtiger Aspekt in der therapeutischen Arbeit. Dabei könnte ich mir vorstellen, mit der Mutter und dem Vater zu arbeiten, d.h. Mutter und Vater dazu zu motivieren, zusammen mit Justin und dem Pferd zu arbeiten. Hilfreich könnte es auch sein, Justin an Gruppenstunden teilnehmen zu lassen, um dort im Kontakt mit den anderen Kindern einen erweiterten Übungs- und Erfahrungsraum zu erhalten. Sicherlich wird es im weiteren Verlauf der Therapie noch interessante Aspekte geben, die Justin selbst äußern wird.

Für den psychisch-emotionalen Bereich wäre eine Vertiefung wichtig. Hier zeigt Justin erste Ansätze, auch über sein inneres Erleben zu sprechen. Dies sollte auf jeden Fall aufgegriffen werden, z.B. über modizierte Focusingangebote, aber auch durch klientenzentrierte Gespräche beim Spazierengehen. Hier geht es darum, Justin in der Verbalisierung seiner emotionalen Erlebensinhalte zu unterstützen und zu begleiten. Die daraus entwickelnden Effekte wie mehr Selbstbewusstsein, Selbstvertrauen, Selbstsicherheit sollten dann auf jeden Fall im sinnstiftenden Erlebensfeld vertiefend erspürt und verankert werden.

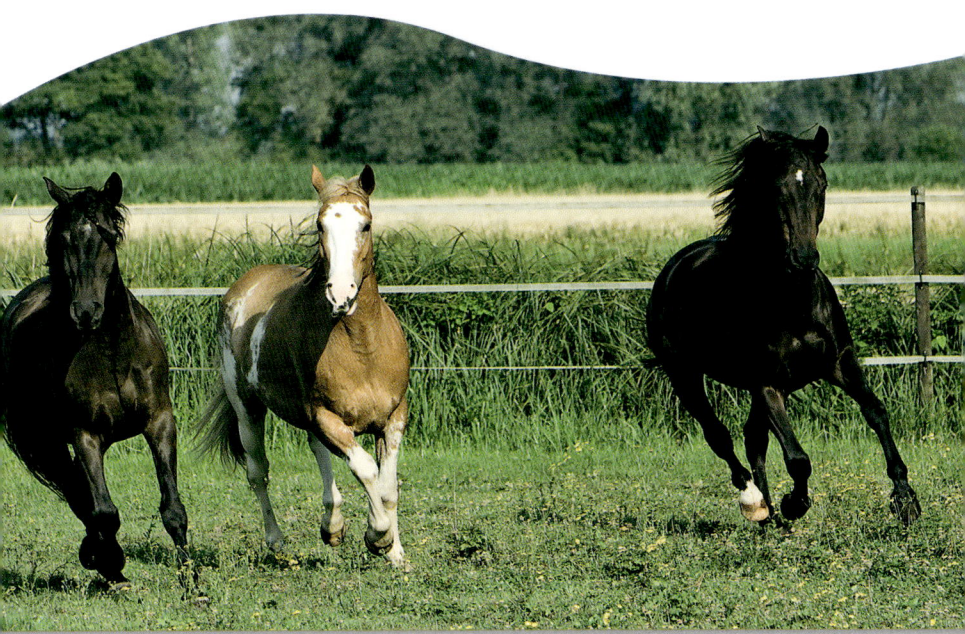

6. Beispiel für einen Therapiefall mit Anregungen für einen reittherapeutischen Verlauf: Eine 18-jährige Klientin mit Depressionen

Nachfolgend stellen wir als Therapiefall die 18-jährige Franziska vor, die an Depressionen litt. Wir beschreiben dabei zunächst die Klientin mit ihrem Anliegen (Vorstellungsanlass), erstellen auf dem Hintergrund der Fallgeschichte den Diagnosebogen und zeigen beispielhaft, wie die Übertragung von der Diagnose zur Ziel- und Handlungsorientierung erfolgen kann. Anschließend geben wir einige Anregungen für einen möglichen konkreten Ablauf der Reittherapie.

6.1. Vorstellungsanlass*

Fallbeispiel

Die 18-jährige Franziska kommt aus eigener Motivation zu uns. Sie tritt im Erstkontakt nach außen hin sicher und klar auf, es ist aber eine deutliche Unsicherheit und Traurigkeit zu spüren. Sie wirkt sehr unter Druck und Hilfe suchend, hält uns aber emotional sehr auf Distanz.

Sie berichtet von zunehmenden Zeiten der Niedergeschlagenheit und Traurigkeit. Sie könne sich nur schlecht konzentrieren und habe in der Schule deswegen einen leichten Leistungsabfall erlitten. Sie erlebe sich selbst als sehr lustlos, interesselos, gereizt und schnell überfordert. In Zeiten des Alleinseins weine sie sehr viel und sei sehr verzweifelt.

Sie leide sehr unter dem angespannten Verhältnis zu ihren Eltern, mit denen es nur Konflikte gebe. Zudem habe sie ihre vergangene Beziehung nicht verarbeitet und sei von ihrem damaligen Freund belogen und betrogen worden, was sie sehr verletzt habe.

Der Vater arbeite als Lehrer und sei nach ihren Aussagen „nicht normal". Er habe eine sehr schlechte Körperhygiene und sehr antiquierte Sichtweisen. Er sei sehr pedantisch und „eingefahren". ›

* Der stilistische Ausdruck dieser Ausführung mag eventuell etwas befremdlich wirken. Die Formulierungen entsprechen jedoch den Voraussetzungen eines psychotherapeutsichen Berichtes und wurden deshalb bewusst nicht verändert.

› Die Mutter sei Religionslehrerin, sehr konservativ und dominant. Zu beiden Elternteilen habe sie aufgrund deren strengen und unzeitgemäßen Erziehungsmethoden (z.B. dürfe sie mit 16 keinen Freund haben, etc.) seit der 5. Klasse ein zunehmend angespannteres Verhältnis und habe sich noch nie von ihnen verstanden gefühlt. Da die 3 Jahre jüngere Schwester sehr unter dem Einfluss der Eltern stehe, habe sie zu dieser keine enge Beziehung. Mit dem Großvater verstehe sie sich gut. Dieser unterstütze sie und halte sich aus den Konflikten mit den Eltern auch heraus. Nach Wissen der Patientin sei ihre körperliche Entwicklung unauffällig gewesen. Die Integration in den Kindergarten und Grundschule sei problemlos verlaufen. Sie sei eine gewissenhafte und fleißige Schülerin gewesen und besuche das Gymnasium. Dort erziele sie gute durchschnittliche Leistungen.

Als Kind habe sich Franziska so verhalten, wie es ihre Eltern von ihr erwarteten, sei aber wegen den strengen Regeln und dem Kleidungsstil der Eltern von Mitschülern ausgegrenzt geworden. Bis zu Beginn der Pubertät sei sie also sehr angepasst gewesen, habe sich dabei aber nicht wohl gefühlt. Seit der 8. Klasse habe sie verstärkt ihren Willen durchgesetzt und eigenständig gedacht, wodurch sich offene Konflikte mit den Eltern verstärkt haben, sie aber mehr Freundinnen fand. In ihrer sexuellen Entwicklung habe sie sich ebenfalls bis zum 15. Lebensjahr der Körperfeindlichkeit der Eltern unterzogen, könne heute jedoch etwas befreiter damit umgehen.

Momentan besuche sie die 12. Klasse des Gymnasiums und möchte nach dem Abitur studieren (Jura, VWL oder Politik). An ihrem 18. Geburtstag sei sie von den Eltern zu ihrem derzeitigen Freund gezogen, dort gebe es leichte Konflikte mit dessen verwitweter Mutter.

Trotz ihrer depressiven Verstimmung sei sie in der Lage, ihren Hobbys (Geige spielen, Tennis, Politik, Jugendarbeit) nachzugehen und die schulischen Anforderungen (trotz Leistungsabfall, wenn auch mit viel Kraftaufwand) zu bewältigen.

Als besonders belastend beschreibt sie die Erziehung der Eltern, die konfliktbeladene Beziehung zu diesen sowie die Beziehung zu ihrem ersten Freund. Die Trennung von diesem im Herbst 2006 haben die oben beschriebenen Symptome verstärkt.

In einem Intelligenztest (CFT) erreichte sie ein durchschnittliches Ergebnis. Im Persönlichkeitsfragebogen (FPI-R) erreichte sie unterdurchschnittliche Werte in den Skalen Lebenszufriedenheit, ›

> Leistungsorientierung sowie überdurchschnittliche Werte in den Skalen Erregbarkeit, körperliche Beschwerden und Emotionalität.
>
> Insgesamt wird im Kontakt mit ihr folgendes deutlich: Franziska ist in sich sehr unsicher, zeigt eine starke Gefühlsabwehr und ein großes Kontrollbedürfnis. Sie ist oft niedergeschlagen, leicht erschöpfbar und interesse- und freudlos. Sie hat große Angst vor dem Alleinsein und versucht sich, durch Aktivitäten abzulenken. Die Konflikte und das Unverständnis ihrer Eltern belasten sie sehr. Körperlich berichtet sie über Kopfschmerzen und Verspannungen. Die Konzentration und Merkfähigkeit sind leicht vermindert.
>
> Sie wünscht sich Unterstützung, insbesondere um die Konflikte mit ihren Eltern und die Beziehung zu ihrem Ex-Freund zu bewältigen und schulisch wieder „funktionieren" zu können. Sie betont mehrmals, dass sie nicht möchte, dass die Eltern etwas von der Therapie erfahren, da diese dies nicht verstehen würden.

6.2. Erstellung des Diagnosebogens

Franziska leidet an Depressionen (ICD-10 F32.0). Wird diese Diagnose in das Vier-Quadranten-Modell übertragen, lässt sich folgendes feststellen:

Tabelle 22:

Sinnstiftende/Identitätsebene	Körperliche Ebene
▪ Wiederkehrende Gedanken an den Tod ▪ Suche nach Schutz, Geborgenheit und Sicherheit ▪ Suche nach eigener Identität, Selbstsicherheit und Autonomie	▪ Verminderter Antrieb oder gesteigerte Ermüdbarkeit ▪ Vermindertes Denk- oder Konzentrationsvermögens ▪ Psychomotorische Agitiertheit oder Hemmung ▪ Schlafstörungen ▪ Appetitverlust oder gesteigerter Appetit
Psychisch-emotionale Ebene	**Soziale Ebene**
▪ Depressive Stimmung ▪ Interessen- und Freudeverlust an Aktivitäten, die normalerweise angenehm waren	▪ Interessen- und Freudeverlust an Aktivitäten an sozialen Kontakten, die normalerweise angenehm waren

- Verlust des Selbstwertgefühls
- Unbegründete Selbstvorwürfe oder ausgeprägte, unangemessene Schuldgefühle
- Wiederkehrende Gedanken an den Tod oder an Suizid
- Unschlüssigkeit und Unentschlossenheit

Konkretisiert auf Franziska kann der Diagnosebogen hier folgendermaßen aussehen.

Tabelle 23: **Vier-Quadranten-Modell für Franziska**

Sinnstiftende/Identitätsebene	Körperliche Ebene
- Suche nach Schutz, Geborgenheit und Sicherheit - Suche nach eigener Identität, Selbstsicherheit und Autonomie	- Konzentrationsprobleme, leichter Leistungsabfall in der Schule - Kopfschmerzen - Verspannungen
Psychisch-emotionale Ebene	**Soziale Ebene**
- Depressive Stimmung › Fühlt sich niedergeschlagen und traurig - Gereizte Stimmung - Gefühl der Überforderung - Unverständnis der Eltern - Angst vor dem Alleinsein - Irritation des Selbstwertgefühls - Selbstvorwürfe	- Interesse- und lustlos an sozialen Kontakten - Verletzt durch den Ex-Freund („belogen und betrogen") - Unverständnis der Eltern - Konflikte mit den Eltern - „Übertriebene" Ablenkung durch soziale Aktivitäten

6.3. Erstellung der therapeutischen Zielorientierung anhand des Diagnosebogens

Entsprechend des Diagnosebogens lassen sich folgende therapeutische Ziele ableiten:

Tabelle 24:

Sinnstiftende/Identitätsebene	Körperliche Ebene
Grundthemen für Focusing auf dem Pferd: - Autonomie in Beziehung - Grenzen - Geborgenheit - Lebensspur - Was will ich? - Was bewirke ich? - Worauf habe ich Einfluss? - Selbstakzeptanz - Empathie	- Verbesserung der Konzentrationsfähigkeit - Verbesserung der körperlichen Leistungsfähigkeit - Erlernen und eigenständiges Anwenden von Entspannungsmethoden - Allgemeine Verbesserung des körperlichen Wohlbefindens - Wahrnehmen eigener Kräfte und der eigenen Grenzen - Spüren und erleben der körperlichen Komponenten von Aggression
Psychisch-emotionale Ebene	**Soziale Ebene**
- Bearbeiten und Verbessern der depressiven Stimmung - Abbau des Gefühls der Überforderung - Reflektieren des Unverständnisses der Eltern - Bewältigung der Angst vor dem Alleinsein - Bearbeitung des Inneren Kritikers - Freude am Lebendigen haben	- Interesse an sozialen Kontakten wecken - Entdecken und Wertschätzen der eigenen sozialen Bedürftigkeit - Erleben eines verlässlichen Gegenübers - Verletzung durch den Freund aufarbeiten - Beziehung zu den Eltern klären - Konfliktfähigkeit erarbeiten - Erlernen eines konstruktiven Umgangs mit Ablehnung, Verletzung und Ignorierung - Bewusstmachen von dysfunktionalen Vorgängen (übertriebene Aktivitäten im sozialen Bereich, um vom psychich-emotionalen Bereich abzulenken)

6.4. Begründung der Auswahl des Therapiepferdes

Für die ersten Schritte in der Reittherapie mit Franziska sollte ein ruhiges Pferd gewählt werden, dass zunächst eher „depressiv" wirkt, damit Projektionsmöglichkeiten vorhanden sind. Ist der Klient anfangs nämlich noch nicht in der Lage, über die eigene Befindlichkeit sprechen zu können, kann das Pferd ihm somit als Hilfe dienen.

Bei Klienten, die einen schwachen Muskeltonus haben und „körperlich ausgelaugt" wirken, würden wir dagegen eher ein kraftvolles Pferd nehmen, damit diese Haltung nicht verstärkt wird und eine Erhöhung der körperlichen Grundspannung erreicht werden kann. Dadurch können auch weitere physiologische Prozesse in Gang gesetzt werden.

Da Franziska aber eher eine erhöhte Grundspannung zeigte, ist es wichtig, ein ruhiges Pferd zu wählen, mit wenig Temperament und gediegen in den Bewegungsabläufen. Wir würden einen 20-jährigen Criollo Randy mit jahrelanger Therapieerfahrung mit Stockmaß von 1,54 m, ruhigem Gemüt und der Fähigkeit, sich auf die Besonderheiten des Klienten einstellen zu können. Er reagiert sehr stark auf Zuwendung und Aufmerksamkeit, was für die Arbeit im sozialen Quadranten sehr bedeutend ist.

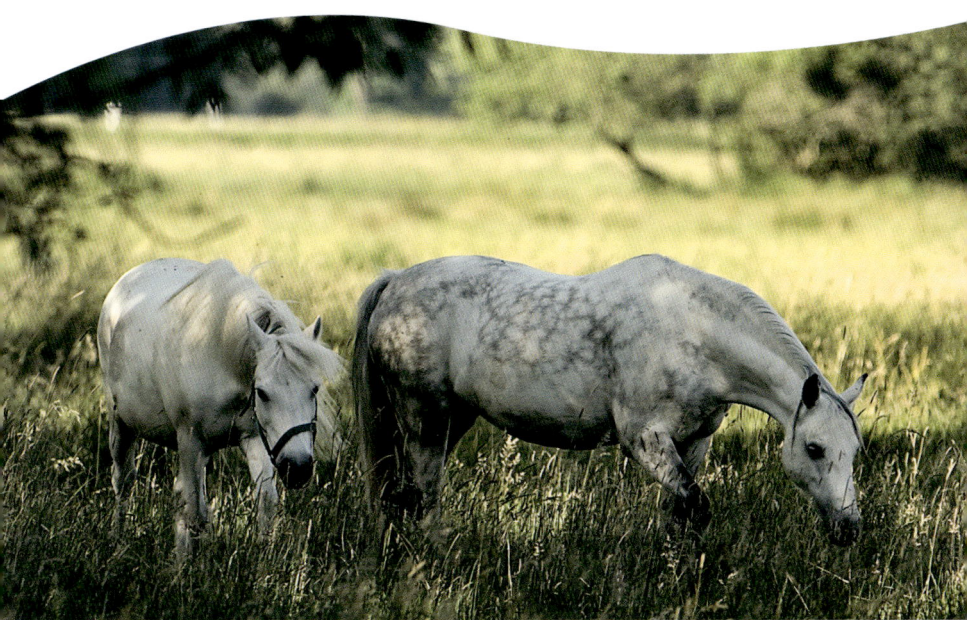

6.5. Erstellung des Handlungsbogens und Überlegungen für die folgenden Therapiestunden

Tabelle 25:

Sinnstiftende/Identitätsebene	Körperliche Ebene
■ Raum anbieten für Focusingprozesse für die Themen aus den unterschiedlichen Erlebensbereichen, insbesondere zu den Themen: › Selbstwertgefühl › Ich-Stärke › Wirkungen von Handlungen auf mich und die Anderen › Erleben eines sicheren, schützenden, Geborgenheit vermittelnden Rahmens › Autonomie in Beziehung › Erfahrung, dass meine Impulse und Lebensäußerungen wahrgenommen werden › Erfahrung des Geliebt- und Angenommen-Werdens Sowie Sichern und Verankern von konstruktiven Therapiefortschritten	■ Durchführen der Basisübungen zur Verbesserung der körperlichen Wahrnehmung, Bewusstmachen der körperlichen Vorgänge (Atmung, Entspannung, Anspannung) zur Verbesserung des körperlichen Wohlbefindens ■ Aufmerksamkeits- und Achtsamkeitsübungen auf dem Pferd, dabei achtsames Wahrnehmen von physiologischen Vorgängen des Pferdes und der eigenen physiologischen Vorgänge, insbesondere der Atmung und des Herzschlages ■ Wahrnehmung von Verspannungen im Körper des Pferdes (Projektion) durch berühren und beobachten ■ Körperliche Begrenztheit wahrnehmen, indem die Kontaktstellen zwischen eigenem Körper und Körper des Pferdes bewusst wahrgenommen werden ■ Die körperlichen Komponenten von Aggression beim Pferd in der Herde beobachten: › Wie, wann schlägt es aus? › Welche Muskeln spannen sich an…?
Psychisch-emotionale Ebene	**Soziale Ebene**
Wertschätzung erfahren, Übungen zum: ■ Erlernen, wertschätzen und einüben einer emphatischen Grundhaltung sich selbst gegenüber	■ Bewusstmachen, wertschätzen, umsetzen der eigenen Erwartungen an das Pferd: › Das Pferd soll mich tragen

KAPITEL IV

- Akzeptieren und annehmen eigener Befindlichkeiten
- Erarbeiten und wahrnehmen von innerpsychischen Freiräumen
- Erkennen des Unterschiedes zwischen Person und Symptom:
  - „Du bist mehr als die Summe deiner Symptome"
- Auflösen der Identifikation mit dem Symptom
- Wahrnehmen von „Alleinsein" auf dem Hintergrund von Autonomie und Eigenständigkeit als Voraussetzung, um in Beziehungen zu gehen
- Innerpsychische Erleben von Nähe und Distanz
- Wahrnehmen, wertschätzen und äußern von Bedürfnissen und Ängsten
- Umgang mit dem Inneren Kritiker
- Erlernen von Selbstkontrolle im Umgang mit dem Pferd
- Wahrnehmen von freudvollen lebendigen Abläufen

- Das Pferd soll Spaß mit mir haben
- Dem Therapeut soll die Arbeit mit mir Spaß machen

Diese Erwartungen soll der Therapeut im Gespräch erfragen und spiegeln. Zudem dabei:

- Beobachten, wie reagiert mein Gegenüber auf meine sozialen Bedürfnisse?
- Nachspüren wie ich vom Pferd wahrgenommen werde
- Modellhaftes Erleben einer sozialen Verbindlichkeit und Struktur über das Pferd und den Therapeuten (zudem möglicherweise durch die Stallgemeinschaft)
- Beobachten des Pferdes als Individuum in der Herdengemeinschaft („soziale Gemeinschaft"):
  - Betrachten und Erleben der Gesetzmäßigkeiten
  - Was geschieht beim Herausholen des Pferdes aus der Gemeinschaft beim Holen von der Koppel?
  - Welche Funktion übernimmt der Klient dabei?
  - Was muss er tun, dass er als Leittier wahrgenommen wird?
- Thematisieren, in welchem Kontext die Reittherapie stattfindet? Dazu: Bewusst machen der sozialen Struktur, in der ich mich während der Reittherapie bewege: Stall-, Herden- und Therapeutengemeinschaft…
- Reaktionen des Pferdes reflektieren auf Präsenz, Autonomie und Dominanz
- Angemessenes Erleben von Nähe und Distanz
- Betrachtung von Ablösungsprozessen, z.B. Fohlen von Stute und Reflektion auf das Eigene

Aufbauend auf dieser Handlungsorientierung sollen nun vertiefend einige Vorschläge zur konkreten Umsetzung der im Handlungsbogen formulierten Anregungen erfolgen.

6.5.1 Vorschläge und Anregungen zur Gestaltung von Therapiestunden entsprechend der einzelnen Erlebensbereiche (Vier-Quadranten)

Wir zeigen nachfolgend einen möglichen Verlauf für eine erste Stunde mit der Zuordnung zu den einzelnen Erlebensbereichen.

Ein erster Schritt wäre, Franziska einzuladen, mit dem Pferd in Kontakt zu treten und sich mit ihm vertraut zu machen (sozialer Quadrant). Dazu würden wir ihr vorschlagen, ihre Hand auf den Hals vom Pferd zu legen. Wichtig ist, sie dabei zu fragen, was sie alles wahrnimmt (körperlicher und sozialer Quadrant sowie psychisch-emotionaler Quadrant: Erste Schritte zur Vorbereitung auf das Focusing). Häufig ist ein Teil der Symptomatik bei depressiven Menschen, ihr Umfeld nicht differenziert wahrnehmen zu können. Der Therapeut sollte dazu einige Vorschläge machen: Wärme, Geruch, Puls, Bewegung, Fell. Der nächste Schritt wäre, ihr anzubieten, sich auf den Pferderücken zu setzen.

Zunächst wird das Pferd noch nicht gesattelt, sondern lediglich ein Voltigiergurt und eine Decke benutzt, so dass Franziska das Pferd intensiver wahrnehmen und sich am Voltigiergurt festhalten kann. An dieser Stelle könnte der Therapeut sie bitten, erneut nachzuspüren, wie es sich für sie anfühlt, auf dem Pferd zu sitzen, was sie dort alles wahrnehmen kann (körperlicher, sozialer, psychisch-emotionaler Quadrant).

In einer folgenden Achtsamkeitsübung wird Franziska eingeladen, ihren Körper innerlich in einem kurzen „Bodyscan" zu durchwandern (körperlicher und psychisch-emotionaler Quadrant). Bei depressiven Patienten sind Achtsamkeitsübungen aus verschiedenen Gründen sinnvoll. Zum einen können Sie lernen, mit sich selbst achtsamer umzugehen, wodurch der Selbstwert gesteigert wird[38].

Zudem können die Achtsamkeitsübungen den Menschen dabei helfen, im „Hier und Jetzt" zu sein und von „Moment zu Moment" zu leben, wodurch sich das Symptom des Grübelns verringern kann[39]. Neben der Achtsamkeit auf den eigenen Körper ist es auch möglich, den Körper und die Bewegungen des Pferdes achtsam wahrzunehmen.

[38] Vgl. Potreck-Rose, 2006   [39] Achtsamkeitsbasierte Interventionen werden deshalb auch bei chronisch depressiven Menschen eingesetzt, so z.B. die achtsamkeitsbasierte kognitive Therapie (MBCT) von Segal, Williams & Teasdale, 2002

Nach diesem Einstieg wäre der Einsatz der Basisübungen (körperlich und psychisch-emotional) denkbar. Diese sollten anfangs recht viel Raum einnehmen, zunächst im Stand, dann im Schritt. Eine erfahrene Assistentin soll das Pferd führen und der Therapeut läuft nebenher, vermittelt Sicherheit und leitet die Übung an. Bei depressiven Patienten ist es oftmals auch von Nutzen, wenn der Therapeut die Übungen auf dem Pferd vormacht, um Motivation zu wecken und ein inneres Bild für das Geschehen entstehen lassen zu können.

Diese Basisübungen können auch im Abschluss focusingsorientiert reflektiert werden, d.h. die letzten 15 Minuten kann man sich dem inneren Erleben widmen. Dabei darf Franziska nachspüren, wie sie sich fühlt. Es ist wichtig, dass der Therapeut keine Erwartung hegt und Franziska ihr inneres Erleben spontan verbalisiert. Manchmal reicht die Frage: „Kannst du es spüren?", „Ist es okay, was du spürst?", „Gib mir einfach ein Signal, in dem noch die Hand hebst oder mit dem Kopf nickst".

Bei depressiven Klienten ist es schon zu Beginn der Therapie entscheidend, den Inneren Kritiker wahrzunehmen und auch zukünftig zu beobachten, wie viel Raum er bekommt. In einer der weiteren Stunden könnte der Umgang mit dem Kritiker dann ein zentrales Thema sein.

KAPITEL IV

In den folgenden Stunden könnten ergänzend zu den Achtsamkeits- und Wahrnehmungsübungen erste Schritte ins Focusing erfolgen, um die im psychisch-emotionalen und identitätsstiftenden Erlebensbereich relevanten Themen zu bearbeiten. Hierzu ist es zentral, dass der Therapeut durch die klientenzentrierte und experientielle Grundhaltung und Gesprächstechnik dem Klienten Raum gibt, seinem Erleben nachzuspüren.

Da das Focusing dabei eine wertvolle Hilfe ist, stellen wir einen Einstieg in einen möglichen Focusingprozess[40] mit dem Einsatz von Pferden dar [in Klammern benennen wir dabei die einzelnen Focusingschritte].

Zunächst sollte Franziska angeleitet werden, auf die Erfahrungen der ersten Stunde zurückzugreifen. Sie sollte an ihre körperlichen Wahrnehmungen und Erlebnisse erinnert werden.

So könnte der Therapeut fragen:

Therapeut: „Was hast du denn noch von der letzten Stunde in Erinnerung?"
Klientin: „… Das Traben."
Therapeut: „Dann lade ich dich dazu ein, ein inneres Bild entstehen zu lassen, wie du auf dem Pferd sitzt und trabst… [*„Felt Sense" entstehen lassen*] Spür mal nach, ob du in deinem Körper eine Empfindung finden kannst, die zu diesem Bild passt."

An dem, was Franziska dann anbietet, kann man ihr das Phänomen des Felt Sense erklären.

Im nächsten Schritt soll Franziska die Körperempfindung benennen: [*„Griff finden"*]

Therapeut: „Gibt es ein Wort oder eine Beschreibung zu dem, was du jetzt körperlich spürst…?"
Klientin: „…. Da ist etwas Freudiges…"
Therapeut: „Ok. - stimmt denn „Freudiges" oder gibt es ein anderes Wort, das es besser beschreibt?" [*„Vergleichen"*]
Klientin: „Ja doch, das passt. Genau."

Dabei kann Franziska ein Gefühl der Erleichterung erleben *(Felt shift)*, da für das innere Erleben ein Ausdruck gefunden werden konnte.

---

[40] Beispiele für ausführliche Focusingprozesse finden sich bei Gendlin (1998b) in Focusing-orientierte Psychotherapie

Reittherapeutisch fordern wir an dieser Stelle den Klienten dazu auf, diesen Felt Sense in einer konkreten Handlung erneut erleben zu lassen. Diese bestünde in unserem Fall darin, Franziska eine Runde traben zu lassen. Dadurch *„sichern und verankern"* wir dieses Erleben in einer konkreten Handlung. Wir verstärken sie zudem in ihrem Erleben und in ihrem Tun:

Therapeut: *„Franziska, das machst du toll."*

Aufbauend auf diesem Erleben können weitere Schritte erfolgen: Das Erleben wird durch wiederholtes Traben und verbalisieren von dessen, was sie fühlt und tut, vertieft. Wenn sich Franziska sicher genug fühlt, könnte sie dazu ermuntert werden, im Trab beide Hände auszustrecken und dadurch weitere Erfahrungen sammeln.

In der nächsten Stunde würde dann dieses Erleben erneut mit Focusing vertieft. Durch diese wiederholenden zunehmend vertiefteren Focusingprozesse kann Franziska lernen, wie der Focusingprozess abläuft und lernt, ihrem Erleben zu vertrauen.

Im fortgeschrittenen Stadium kann der Prozess weiter ausgebaut werden, wenn sie an Grenzen stößt oder Frustrationen erlebt. Hier können wiederum im Focusing diese Themen bearbeitet werden, indem man Franziska dazu anleitet, einen Felt Sense entstehen zu lassen, den Griff dazu zu finden und Felt Sense und Griff zu vergleichen. Anschließend können in einem weiteren Schritt offene „Fragen an den Felt Sense gestellt werden". Ein Beispiel für eine mögliche Kommunikation soll dies verdeutlichen:

Therapeut: *„Kannst du beschreiben, wie es sich für dich anfühlt, wenn du ohne dich festzuhalten trabst?"*
Klientin: *„ … mhm, da fühle ich mich unsicher."*
Therapeut: *„Kannst du dieses Unsichere auch körperlich wahrnehmen?"*
Klientin: *„Ja, das ist im Bauch so was zittriges…"*
Therapeut: *„Da ist also etwas „Zittriges". Versuch einfach mal, dabei zu bleiben … und nachzuspüren, ob das „Zittrige" die richtige Beschreibung ist."* (dazu wird das Pferd angehalten). *„Stimmt `zittrig´ oder gibt es einen anderen Begriff, der es deutlicher beschreibt? …. Lass dir Zeit…"*
Klientin: *„Nee … eigentlich kribbelt es mehr."*

Therapeut: „Es kribbelt – … Passt dies zu diesem Erleben?"
Klientin: „Ja, das passt besser."
Therapeut: „… Ok, da ist etwas „Kribbliges" und das gehört irgendwie zu dem Hände ausstrecken dazu. … Wenn du magst, können wir dem nochmal nachspüren. Schau mal, ob das geht? …. Wenn es für dich möglich ist, dann gib ihm nochmals etwas Raum und versuche, dem „Kribbeln" freundlich zu begegnen … vielleicht hilft es dir, wenn du dir innerlich vorstellst, dass da etwas ist, was jetzt im Moment gerne deine freundliche Aufmerksamkeit hätte. …"

Franziska könnte dann die Augen schließen und bei diesem inneren Erleben verweilen. Wenn Franziska bei diesem inneren Erleben bleibt, können wir den nächsten Schritt gehen, bei dem Franziska lernen kann, mit dem Felt Sense in einen guten Kontakt zu kommen und Lösungsschritte entstehen zu lassen. Wir laden Franziska dazu ein, offene Fragen an den Felt Sense zu stellen:

Therapeut: „Franziska, stell dir vor, du dürftest eine Frage an dieses „kribbelige" richten. Was würdest du es denn gerne fragen? … Wenn du magst, kannst du mir die Frage mitteilen, du darfst sie aber auch nur innerlich stellen."
Klientin: „mm, weiß nicht."
Therapeut: „Magst du dieses Kribbelige so lassen oder hast du das Gefühl, dass es sich verändern will. Frag es doch einfach mal…"
Klientin: „Ich glaub, es will sich eher verändern."
Therapeut: „Dann frag, was fehlt dem Kribbligen, dass es sich verändern kann… und lass dir Zeit, bis eine Antwort kommt."
Klientin: „Ich möchte mich am Sattelknauf festhalten."
Therapeut: „Du möchtest dich am Sattelknauf festhalten. Schau mal, was passiert, wenn du dieser Aufforderung folgst: Leg die Hand auf den Sattelknauf und spür zu dem Kribbeln hin."

Franziska atmen erleichtert durch und sagt:
Klientin: „Ja, das Kribbeln wird schwächer."
Therapeut: „Dann spür nochmal zum Kribbeln und zu der Hand hin und versuch dies zu würdigen, dass es noch ein bisschen da ist. … Und nun versuchen wir, nochmals zu traben, indem du dich aber festhalten kannst."

Dann schauen wir, was passiert: Wir traben eine Runde mit Festhalten und spüren dann wieder nach.

Therapeut: *„Franziska, ist das Kribbeln noch da. Ist es stärker geworden, ist es schwächer…?"*

Dabei lernt Franziska, äußere Handlungen mit dem inneren Erleben in Einklang zu bringen. Durch dieses Vorgehen wird Franziska ermöglicht, ihren Ängsten und Unsicherheiten Raum zu geben und ihr zu vermitteln, dass diese da sein dürfen. Mit zunehmender Sicherheit und Würdigung des inneren Erlebens kommt es dann unserer Erfahrung nach nicht zu einem Stillstand, sondern bald entsteht wieder der Wunsch, die Hand wegzunehmen und ohne festhalten zu traben.

Ein zentraler Lernschritt ist dabei, dem eigenen inneren Impuls Raum geben zu können, auch wenn der Antrieb zunächst ein unangenehmes Gefühl ist und die Hand jederzeit wieder an den Sattel zu legen, wenn dies hilfreich erscheint.

Die nächste Lektion wäre hier wieder, Franziska zu zeigen, wie sie diese Schritte annehmen und schützen kann:

Therapeut: *„Versuche nochmal, dem Gesamten nachzuspüren. Wie war es für dich, als du die Hand an den Knauf legtest?"*
Klientin: *„Das Kribbeln hat sich etwas beruhigt, innerlich hat sich so ein Gefühl von Wärme und Wohligkeit eingestellt."*
Therapeut: *„Dann versuche, bei diesen Empfindungen zu verweilen und ihnen freundlich zu begegnen ihnen erneut Raum zu geben. … Kannst du dir vorstellen, dass du nächstes Mal, bevor wir mit unserer Reittherapiestunde beginnen, für einen kurzen Augenblick innehältst und das, was du jetzt empfindest, nochmals in deinem Körper zu suchen? Versuche, das Erleben als etwas Neues zu würdigen und für heute so stehen zu lassen. Schau mal, ob das so für dich geht… Wenn nicht, dann kannst du darüber auch sprechen…."*

Dieses Vorgehen ist eine spezifische Art, das Erleben zu verankern. Meistens taucht hier noch nicht gleich der Innere Kritiker auf, sondern erst in den folgenden Stunden, in denen es noch konkreter und tiefer wird.

Beim nächsten Mal kann Franziska darauf Bezug nehmen, was ihr

Sicherheit vermittelt. So lernt sie, sich auf körperliches Empfinden zu beziehen und von hier aus neue Situationen zu gestalten.

Diese Schritte des Focusing könnten in weiteren Stunden vertieft werden. Dabei können die Themen aus dem psychisch-emotionalen und identitätsstiftenden Erlebensbereich (Selbstannahme, Ich-Stärke, Umgang mit Autonomie etc.) bearbeitet werden. Ein weiterer Ansatzpunkt im Verlauf der Therapie wäre der Umgang mit dem Inneren Kritiker. Dazu könnten die dargestellten Übungen von Prof. Feuerstein zum Einsatz kommen.

Durch Wahrnehmungs- und Achtsamkeitsübungen im Bereich des körperlichen Erlebens, durch die Reflektion des Erlebens in der Beziehung zum Pferd und zum Therapeuten, sowie durch die Focusingprozesse auf der Basis einer echten, wertschätzenden und akzeptierenden Grundhaltung des Therapeuten kann es Franziska gelingen, die Depressivität mit den Symptomen der Konzentrationsschwäche, Verspannungen, Interessenverlust, Niedergeschlagenheit und Selbstwertdefizit zu verringern.

Konvergenz

Wir alle hier auf der Erde
sind in erheblichem Maße
mit Fehlern behaftet, verwundert, wütend und verletzt.
Aber dieser menschliche Zustand,
der für uns so schmerzhaft und in so vielerlei
Hinsicht beschämend ist,
da wir das Gefühl haben, schwach zu sein,
wenn unsere Realität bloßgelegt wird,
wird wesentlich erträglicher, wenn er mit anderen geteilt wird,
von Angesicht zu Angesicht, mit Worten,
hinter denen ausdrucksvolle menschliche Augen stehen.

Alice Walker
Anything we love can be saved

KAPITEL IV

Was ist zerbrochen?

Der Mensch, wenn er ins Leben tritt,
ist weich und schwach,
und wenn erstirbt,
so ist er hart und stark.
Die Pflanzen, wenn sie ins Leben treten,
sind weich und zart,
und wenn sie sterben, sind sie dünn und starr.
Darum sind die Harten und Starken
Gesellen des Todes,
die Weichen und Schwachen
Gesellen des Lebens.

Darum:
Sind die Waffen stark, so siegen sie nicht.
Sind die Bäume stark, so werden sie gefällt.
Das Starke und Große ist unten.
Das Weiche und Schwache ist oben.

LAOTSE
Tao te king, Kapitel 76

V Die Rahmenbedingungen der Experientiellen Reittherapie

1. Finanzielle Aspekte

Nun möchten wir darstellen, wie die Experientielle Reittherapie finanziert werden kann. Diesen Informationen liegen unsere Erfahrungen und Erkenntnisse zugrunde, die wir bis zum Jahr 2009 gesammelt haben. Für die Bezahlung von Reittherapie kommen prinzipiell verschiedene Kostenträger in Betracht: Die Krankenkassen, die Rentenversicherung, die Jugendhilfe oder Privatpersonen. Die Krankenkassen übernehmen die Kosten für Reittherapie im Sinne von Psychotherapie im ambulanten Bereich nicht. Im stationären Bereich haben einige Einrichtungen, die von den Krankenkassen und der Rentenversicherung getragen werden, Reittherapie als Teil ihrer konzeptionellen Arbeit verankert.

Ergotherapeuten mit reittherapeutischer Zusatzausbildung haben dagegen auch im ambulanten Bereich die Möglichkeit nach vorheriger Genehmigung durch die Krankenkassen, Ergotherapie „mit dem Medium Pferd" auf Rezept des Arztes durchzuführen.

Eine weitere Möglichkeit, die Reittherapie finanziert zu bekommen, besteht im Rahmen der Jugendhilfe über § 35 a SGB VIII (Kinder- und Jugendhilfe), Eingliederungshilfe für seelisch Behinderte. Auf Antrag können Kinder- und Jugendliche, bei denen eine seelische Behinderung (z.B. aufgrund von ADS, Angststörungen etc.) droht oder bereits diagnostiziert wurde, Eingliederungshilfe bekommen. Durch das Wunsch- und Wahlrecht (§ 5 SGB VIII) können die Eltern in Zusammenarbeit mit dem Jugendamt Einfluss auf die Art der Hilfegewährung Einfluss nehmen.

Zudem kann im stationären Bereich der Jugendhilfe (§§ 34, 41 SGB VIII) die reittherapeutische Arbeit ebenfalls in der konzeptionellen Arbeit einer Jugendhilfeeinrichtung verankert sein und über den Tagessatz oder die „Individuellen Zusatzleistungen" vergütet werden. Schließlich bleibt die Finanzierung durch Vereine, Selbsthilfeorganisationen oder Privatpersonen.

2. Ausbildungsmöglichkeiten

Die Ausbildung zum Experientiellen Reittherapeuten kann beim Institut für Experientielles Reiten und Therapie (IFERT) in Kooperation mit dem Institut für angewandte Forschung (IAF) der katholischen Fachhochschule Freiburg absolviert werden. Die Gesamtausbildung dauert ca. 2,5–3 Jahre und umfasst 620 Unterrichtseinheiten. Sie ist berufsbegleitend und die Unterrichtseinheiten finden in der Regel am Wochenende (samstags und sonntags) statt. Innerhalb dieses Ausbildungskonzeptes ist ein hoher Anteil an Selbsterfahrung und Kompetenzerweiterung im reiterlichen und therapeutischen Bereich enthalten Therapeutisches Handeln ist nur dann effektiv und menschlich vertretbar, wenn wir uns diesen Prozessen selbst stellen, aber auch Techniken und Verfahren an uns selbst erleben und anwenden. Ein weiteres wesentliches Merkmal der Ausbildung ist die unter fachlicher Anleitung und Supervision stattfindende Arbeit mit Klienten und Klientinnen. Die Ausbildung gliedert sich in drei „Säulen", deren Inhalte parallel vermittelt werden:

① *Arbeit mit dem Pferd als therapeutisches Medium*
② *Pädagogisch-therapeutisches Handeln*
③ *Theoretische Grundlagen*

Inhalte im Bereich „Arbeit mit dem Pferd als therapeutisches Medium" sind unter anderem:

- Verhalten und Lebensraum des Pferdes
- Finden der „Inneren Position" für Leithengst/Leitstutendarstellung
- Bodenarbeit mit dem Pferd nach Pat Parelli Methode
- Hilfsmittel zur nonverbalen Darstellung benützen lernen (Halfter, Strick, Kontaktstock)
- Kopfarbeit für das Pferd bei lateralem Longieren nach Pat Parelli Methode (7 games)
- Longieren, Doppellonge
- Linda Tellington
- Arbeit mit dem Pferd als Therapiepartner
- Wahrnehmung der Möglichkeiten von Hinführen des Klienten an das Pferd (z.B. holen, führen, putzen, vorbereiten)
- Vorbereitung des Pferdes zur Therapiearbeit

Das „Pädagogisch-therapeutische Handeln" beinhaltet das Erlernen des Focusing sowie Theorie und Praxis der Experientiellen Reittherapie. In den „Theoretische Grundlagen" werden Human- und Sozialwissenschaftliche (Psychologie, Heilpädagogik etc.), sowie rechtliche Grundlagen vermittelt. Daneben erfolgen Einheiten zum Wissenschaftlichen Arbeiten.

Voraussetzungen für die Zulassung zur Ausbildung sind eine begonnene oder abgeschlossene:

- Ausbildung in einem sozialpflegerischen/erzieherischen Beruf und/oder
- Ausbildung zum Pferdewirt/in und/oder
- Ein sozialwissenschaftliches, pädagogisches, psychologisches oder medizinisches Studium

Zudem ist eine gewisse Reiterliche Kompetenz erforderlich. Für die Zulassung zur Abschlussprüfung muss das Bronzene Reitabzeichen (englisch oder western oder therapeutisch) vorliegen. Es besteht die Möglichkeit, bei der Ausbilderin des praktischen Teils einen Lehrgang zum Erwerb des Reitabzeichens (western) zu absolvieren. Dieser Lehrgang ist kein Bestandteil der Ausbildung.

Weitere Informationen zur Ausbildung erhalten Sie beim *IFERT* (www.ifert-reittherapie.de).

2.1 Ein Erfahrungsbericht über die Ausbildung beim *IFERT*

Die Absolventin der Ausbildung zur Experientiellen Reittherapeutin (*IFERT*) Andrea Straky berichtet uns nachfolgend über ihr Erleben in der Ausbildung:

„Erspüre Deine Mitte, und das Pferd ist Dein Spiegel" – die Überschrift des Artikels *„Freizeit im Sattel"* fällt mir als erstes in Auge, als ich die Informationsmaterialien über die Reittherapieausbildung beim Institut für Experientielles Reiten und Therapie (*IFERT*) auspacke. *„Der Grundgedanke war, eine Verbindung von Psychotherapie, Körperarbeit, Heilpädagogik und der Arbeit mit dem Pferd zu bilden"*, – so Kurt Schley darin. *„Experientielle Reittherapie ist keine starre Methode, sondern ein fortlaufender Prozess".*

Es gehe um das Zentrieren der Sinne auf das Wesentliche, das Zentrieren der körperlichen Reaktion auf das Gesagte oder Gehörte in einer Therapiesitzung. Das klingt gut, und das beiliegende Curriculum liefert im Vergleich mit anderen Anbietern weitere Pluspunkte: Das in der experientiellen Reittherapie angewandte Focusing wird bei Ausbildungsabschluss separat zertifiziert, der heilpädagogische Ausbildungsteil wird vom IAF der Katholischen Fachhochschule Freiburg geleitet, die für den Bereich Reitkompetenz angegebenen Schritte erscheinen fundiert und umfassend, und bereits während des 3-jährigen berufsbegleitenden Kurses soll mit Klienten gearbeitet werden. Zudem sind alle AusbilderInnen hoch qualifiziert.

Ich melde ich zum Schnupperwochenende an, im Gepäck meine Zugangsvoraussetzung, die Sozialpädagogin, jede Menge Neugier und Spannung – und ein Pferd, mit dem ich überhaupt nicht zurechtkomme.

Nach dem Wochenende die Entscheidung – dieses Zusammenwirken verschiedener pädagogischer und therapeutischer Ansätze möchte ich lernen, so mit Pferden zu arbeiten, so möchte ich mich beruflich und persönlich weiterentwickeln. Tröstlich die zuversichtliche Aussage: „Auch dein Pferd, damals größter Stressfaktor in meinem Alltag, wird sich mit deiner wachsenden Kompetenz verändern".

Was davon habe ich erreicht? Auf der „Haben-Seite" stehen:

- Fundiertes und kompetent vermitteltes Wissen in den heilpädagogischen und psychologischen Grundlagen
- Das Zertifikat „Focusingbegleiterin" der DFG mit den entsprechenden Kenntnissen
- Praxiserfahrung durch Arbeit mit „echten" Klienten und die angeleitete Vor- und Nachbereitung dieser Therapieeinheiten
- Die Haltung der AusbilderInnen war konstruktiv und fördernd und hat meine ersten Schritte reittherapeutischer Arbeit wohlwollend begleitet
- Selbsterfahrung und Reflexion – auch beim oft zähen Ringen um Veränderung im Umgang mit meinem Pferd – haben mir persönliche Entwicklungsschritte hin zu einer selbstwirksameren Lebens- und Arbeitsweise ermöglicht.

Gibt es auch seine „Soll-Seite"?

Sicher hat es inhaltliche und organisatorische Unwegsamkeiten und Holpersteine gegeben bei der Gestaltung des Ausbildungsangebotes, das sich in steter Entwicklung und Wandlung befindet – wie auch die angewandte Experientielle Reittherapie nichts Statisches ist, sondern ein fortlaufender Prozess. Ähnlich dem im Curriculum beschriebenen Verständnis des Therapieprozesses als „Unterwegssein" habe ich im Verlauf der drei Jahre gelernt, mit Zuversicht und eigenem Tun zu erwarten, dass sich die „Bausteine" zu einem nutzbaren Gesamtbild zusammenfügen.

Mit dem Ergebnis bin ich sehr zufrieden und setze heute mit Freude mein Pferd in der Therapie ein.

IV Literatur

Bense, A. (1977)
Erleben in der Gesprächspsychotherapie:
Die Experiencing-Theorie Gendlins in der
klientzentrierten Gesprächspsychotherapie
Weinheim: Beltz

Carver, C.S. & Scheier, M.F. (1998)
Perspectives on Personality
Needham Heights, Mass.: Allyn & Bacon

Engel, D. (2004)
Experiencing in der Reittherapie
Untersuchung zur Experientiellen Reittherapie
Unveröffentlichte Diplomarbeit. Uni Leipzig

Esser, P. (1983)
Erlebnisorientierte Psychotherapie
Stuttgart: Kohlhammer

Feuerstein, H.-J. (2000)
Der Körper irrt nicht. Gesprächspsychotherapie
und Personzentrierte Beratung 2/00, 93-103

Feuerstein, H.-J. (2001)
Materialien zur Fortbildung Focusing-BegleiterIn (H.-J. Feuerstein)
Weingarten: FZK

Feuerstein, H.-J. (2008)
Gespür entwickeln. Focusing im Arbeitsleben. Seminarskript
Focusing Zentrum Karlsruhe – FZG Gengenbach

Fine, A. H. (Hrsg.) (2000)
Animals and therapists: Incorporating animals in outpatient
psychotherapy. In A. H. Fine (Hrsg.), Handbook on Animal
Assisted Therapy. Theoretical foundations and guidelines
for practice. (S.179-208)
San Diego: Academic Press

Förster, A. (2005)
Tiere als Therapie - Mythos oder Wahrheit?
Zur Phänomenologie einer heilenden Beziehung
mit dem Schwerpunkt Mensch und Pferd
Stuttgart: Ibidem

Frömming, H. (2006)
Die Mensch-Tier-Beziehung
Theorie und Praxis tiergestützter Pädagogik
Saarbrücken: VDM

Gäng, M. (2004)
Reittherapie: Therapeutisches Reiten
München: E. Reinhardt

Gendlin, E. T.(1998a)
Focusing: Selbsthilfe bei der Lösung persönlicher Probleme
Reinbek bei Hamburg: Rowohlt

Gendlin, E.T. (1998b)
Focusing-orientierte Psychotherapie
Ein Handbuch der erlebensbezogenen Methode
Stuttgart: Pfeiffer bei Klett-Cotta

Gendlin, E. T. & Wiltschko, J. (1999)
Focusing in der Praxis: eine schulenübergreifende Methode
für Psychotherapie und Alltag
Stuttgart: Pfeiffer bei Klett-Cotta

IFERT Institut für experientielles Reiten und Therapie (2003)
www.ifert-reittherapie.de

Heidenreich, T. & Michalak, J. (2006)
Einführung in die Thematik Achtsamkeit und Akzeptanz
in der Psychotherapie. Zeitschrift für Psychiatrie,
Psychologie und Psychotherapie 54 (4), S. 231 - 240

Hoffmann, M. (2006)
Reiterrallyes – Reiterspiele
Stuttgart: Müller Rueschlikon

Kabat-Zinn, J. (1999)
Stressbewältigung durch die Praxis der Achtsamkeit. (Audiobook)
Arbor: Freiamt

Kübler-Ross, E. (2004)
Erfülltes Leben, würdiges Sterben
Gütersloher Verlagshaus

Kupper-Heilmann, S. (1999)
Getragenwerden und Einflussnehmen
Gießen: Psychosozial Verlag

Maslow, A. (1981)
Motivation und Persönlichkeit
Hamburg: Rowohlt

Michalak, J., Heidenreich, T. & Bohus, M. (2006)
Achtsamkeit und Akzeptanz in der Psychotherapie.
Gegenwärtiger Forschungsstand und Forschungsentwicklung.
Zeitschrift für Psychiatrie, Psychologie und
Psychotherapie 54 (4), 241 - 253

Otterstedt, C. (2001)
Tiere als therapeutische Begleiter
Stuttgart: Kosmos

Papke, A. (1997)
Das Pferd als Medium in der Psychotherapie mit Kindern und
Jugendlichen: Psychodiagnostische und psychotherapeutische
Wirkungsmomente des Einsatzes von Pferden in der
Kindergruppenpsychotherapie
Dissertation Berlin: Freie Universität

Potreck-Rose, F. (2006)
Von der Freude, den Selbstwert zu stärken
Klett-Cotta: Stuttgart

Renn, K. (2008)
Dein Körper sagt dir wer du werden kannst.
Focusing – Weg der inneren Achtsamkeit
Herder: Freiburg

Rogers, Carl R. (1973)
Die klient-bezogene Gesprächstherapie
München: Kindler

Rogers, Carl R. (1983)
Therapeut und Klient. Grundlagen der Gesprächspsychotherapie
Frankfurt am Main: Fischer

Schley, K. (1999)
Curriculum: Zur Ausbildung in Experientieller Reittherapie
(erhältlich vom Institut für experientielles Reiten und Therapie,
www.ifert-reittherapie.de)

Schley, K. (2003a)
Exposée: Zum Promotionsverfahren über mediengestützte
Psychotherapie am Beispiel der Experientiellen Reittherapie
Unveröffentlichtes Manuskript, Offenburg

Schley, K. (2003b)
Experientielle Reittherapie
Unveröffentlichtes Manuskript, Offenburg

Schneider, F.& Gaertner, H. J. (1992)
Therapeutisches Reiten mit psychiatrischen Patienten
psycho 18, 10/10-25/19

Segal, Z.V.,Williams, J.M.G. & Teasdale, J. D. (2002)
Mindfulness-based cognitive therapy for depression:
A new approach to preventing relapse
New York: Guilford

Simon, Traudel (2006)
Pädagogisch-therapeutisches Reiten in der Kinder- und Jugendhilfe.
Unveröffentlichtes Vorlesungsskript

Stobinski, Y. (2003)
Zur Wirksamkeit von Reittherapie
Unveröffentlichte Diplomarbeit, Universität Leipzig

Stumm, G. (Hrsg.) & Keil, W. W. (2002)
Das Profil der Klienten-/Personzentrierten Psychotherapie.
In G. Stumm (Hrsg.) & W. W. Keil,
Die vielen Gesichter der Personzentrierten Psychotherapie (S. 1-55)
Wien: Springer

Tausch, R. & Tausch, A. – M. (1990)
Gesprächspsychotherapie. Hilfreiche Gruppengespräche und
Einzelgespräche in Psychotherapie und alltäglichem Leben
Göttingen: Hogrefe

Weinberger, S. (2004)
Klientenzentrierte Gesprächsführung. Lern- und Praxisanleitung
für psychosoziale Berufe
Weinheim und München: Juventa

Weiser-Cornell, A. (1997)
Focusing: Der Stimme der Körpers folgen; Anleitungen
und Übungen zur Selbsterfahrung
Reinbek bei Hamburg: Rowohlt

Wiltschko, J. (2002)
Focusing und Focusing-Therapie
In G. Stumm (Hrsg.) & W. W. Keil, Die vielen Gesichter
der Personzentrierten Psychotherapie (S. 231-261)
Wien: Springer.

Wiltschko, J. (2003a).
Focusing. In G. Stumm,
J. Wiltschko & W. W. Keil (Hrsg.)
Grundbegriffe der Personenzentrierten und
Focusing-orientierten Psychotherapie und Beratung (S.117-120)
Stuttgart: Pfeiffer bei Klett-Cotta

Wiltschko, J. (2003b)
Sechs-Schritte-Modell
In G. Stumm, J. Wiltschko & W. W. Keil (Hrsg.)
Grundbegriffe der Personenzentrierten und Focusing-orientierten
Psychotherapie und Beratung (S.275-277)
Stuttgart: Pfeiffer bei Klett-Cotta

Tipps zum Weiterlesen

Wer sich für den Hintergrund und die Entwicklung des Erlebensbezogenen Ansatzes interessiert, kann sich an den unten angegebenen Quellen orientieren.

Quellen zum Experientiellen, Focusing-orientierten Ansatz:

Reichhaliges Material gibt es im Internet:

Die Homepage des New Yorker Focusing Institute www.focusing.org bietet eine Fülle von Informationen, meist in englischer Sprache. Hervorzuheben hier Gendlins Online Library, in der philosophische und therapeutische Texte von Gendlin zum Download bereit stehen.

In „Youtube" sind einige Videos eingestellt mit Ausschnitten aus Workshops und Vorträgen von E.T. Gendlin (Stichwort „Gendlin").

Deutschsprachige Quellen:

Die deutschsprachige Webseite www.focusing.de der Deutschen Focusing Gesellschaft und des Focusing Zentrums Karlsruhe (enthält viele deutschsprachige Materialien zum Download), u.a. eine zusammenfassende Darstellung des Experientiellen Ansatzes:

Feuerstein, H.J. & Müller, D. (2000)
Focusing und Erlebensbezogene Methode – eine Einführung.
Gesprächspsychotherapie und Personzentrierte Beratung 2/00, 93 ff.
(Download: www.focusing.de)

Bücher:

Das Hauptwerk der Experientiellen Therapie mit Transkripten aus psychotherapeutischen Sitzungen:

Gendlin, E.T.(1998)
Focusing-orientierte Psychotherapie.
Ein Handbuch der erlebensbezogenen Methode.
München: J. Pfeiffer

Die weltweit übersetzte Einführung in die Methode
des Experientiellen Focusing:

Gendlin, E.T. (1998)
Focusing: Selbsthilfe bei der Lösung persönlicher Probleme
Reinbek: rororo sachbuch

Ein Experientieller Ansatz der Arbeit mit Träumen:

Gendlin, E.T. (1987)
Dein Körper, Dein Traumdeuter
Salzburg: Otto Müller

Beispiele für Anwendungen des Experientiellen Ansatzes sind
enthalten im Sammelband:

Feuerstein, H.J., Müller, D., & Weiser Cornell, A. (2000)
Focusing im Prozess
Köln: GwG-Verlag

Englischsprachige Quellen:

Die philosphischen Grundlagen des Experientiellen Ansatzes
finden Sie in folgenden Werken:

Gendlin, E.T. (1962/1997)
Experiencing and the Creation of Meaning. A Philosophical Approach
to the Subjective. Reprint
Evanston: Northwestern University Press

Gendlin, E.T. (1997)
A Process Model, University of Chicago
(Download von www.focusing.org)

Die Methode des TAE-Thinking at the Edge
ist anschaulich beschrieben in:

The Folio, VOLUME 19, NUMBER 1, 2000-2004 THINKING AT THE
EDGE: A New Philosophical Practice (über www.focusing.org)

Grundlegende Schriften zur Experientiellen Psychotherapie:

Gendlin, E.T. (1964)
A theory of personality change. In P. Worchel & D. Byrne (eds.),
Personality change, pp. 100-148. New York: John Wiley & Sons
From http://www.focusing.org/gendlin/docs/gol_2145.html

Gendlin, E.T. (1973)
Experiential psychotherapy. In R. Corsini (Ed.),
Current psychotherapies (pp. 317-352)
Itasca, IL: Peacock
From http://www.focusing.org/gendlin/docs/gol_2029.html

Gendlin, E.T. (1974)
Client-centered and experiential psychotherapy
In D.A. Wexler & L.N. Rice (Eds.),
Innovations in client-centered therapy, pp. 211-246
New York: John Wiley & Sons
From http://www.focusing.org/gendlin/docs/gol_2118.html

Purton, C. (2004a)
Focusing-oriented Therapy
In: Sanders, P., (ed.), The tribes of the person-centered nation:
an introduction to the schools of therapy-related to the
person-centered approach
Ross on Wy, UK: PCCS Books, 45 – 65

Purton, C. (2004b)
Person-centered therapy
The Focusing-oriented approach
New York: Palgrave Macmillan

Einen Überblick über die Humanistischen Therapieformen
mit Forschungsbefunden:

Cain, D.J & Seeman (ed. 2002)
Humanistic psychotherapies: handbook of research and practice
Washington D.C.: American Psycholgical Association

KAPITEL VI